JN292432

Q&A きこえとことばの相談室

50の質問とアドバイス

キャサリン L. マーティン 著
長谷川靖英 訳

協同医書出版社

装幀：どいちはる

DOES MY CHILD HAVE A SPEECH PROBLEM?
by Katherine L. Martin
Copyright © 1997 by Katherine L. Martin
Japanese translation rights arranged with
Independent Publishers Group through Japan UNI Agency, Inc., Tokyo.

推薦のことば

　いつの世も、親にとって子どもはかけがえのない宝物です。しかしながら子どもはたくさんの楽しみや幸せ、充実感を与えてくれる存在であると同時に、不安や心配の種ともなります。子育ての最中にあって、途方にくれたことのない親はいないでしょう。なかでも親にとって、最も気になる問題の一つが「ことば」です。ことばに関する悩みは、乳児期から学齢期まで幅広くあります。「うちの子、ことばが遅くて…」とこぼしても、「大丈夫よ、ことばの遅い子はいくらでもいるわよ」と気楽に言われるのが世間一般の反応です。実際そういうこともありますが、中には早期発見しなければならないことばの問題もあります。これは異常なのか、もしそうだとしたらどこに相談に行ったらいいのか、どの情報を信頼すればよいのかと多くの親は混乱し、時には不安を募らせることもあるでしょう。そのような親の相談にのり、子育てを支援する医師、保健師、保育園や幼稚園の先生なども、多様なことばの問題に適切なアドバイスをするのは容易なことではありません。

　本書は、ことばやコミュニケーションに不安や問題を抱える子どもをもつ保護者やその関係者に福音となることでしょう。子どものことばやコミュニケーションについて書かれた本はたくさんあります。しかしこの本は、次のような点で、これまで一般向けに書かれたことばやコミュニケーションに関するどの本とも異なるものです。

①子どものことばとコミュニケーションに関連した問題をほぼ網羅していること。
②専門的な情報が、わかりやすく、具体的に記されていること。
③相談内容や疑問が、親の視点に立ち、親の立場から提案されていること。
④なすべきことの判断基準が示されていること。
⑤情報提供やアドバイスが温かな筆致で、冷静かつ的確に示されていること。

　著者の Katherine L. Martin 氏は、アメリカにおけることばやコミュニ

ケーションの問題の経験豊かな専門家です。ことばやコミュニケーションの問題の専門家を日本では「言語聴覚士」と呼びます。日本語版の訳者の長谷川靖英氏も日本における気鋭の言語聴覚士です。この訳本は、言語聴覚士を生業とする私どもにとっても価値あるものになるでしょう。たくさんのご相談に対し、温かな眼差しをもちつつ、専門家としての役割を的確にまっとうする使命の重さを、今ここに改めて噛み締めています。

2005年3月22日

国立身体障害者リハビリテーションセンター
学院・言語聴覚学科
中村　公枝

はじめに

　子どもを持つ親は、自分の子どもの発音やことばの発達をみて、この子は正常なのかしら、もしかしたら専門家にみてもらう方が良いかしら、とときどき悩むものです。

　もし発音やことばの発達について心配になった時、このまま放っておけばそのうち良くなるのかしらとか、この子のために何かしてあげた方がいいんじゃないかしらと、疑問に思ったことはありませんか？　または、少しでも心配した方がいいのかしら？　なんて思うかもしれません。そんな時はいつ、ことばやきこえの専門家に相談したら良いのでしょうか？　そしていつ、子どもの発達を支えてあげるべきなのでしょうか？

　もしあなたが教育者なら、教室である問題行動を観察した時、いったい何ができるでしょうか？　専門書、それも実践的なアプローチがまったく書いていないものを理解しようとして大変手間がかかったことはありませんか？

　この本は、私が言語聴覚士として何百もの親や教育関係者から受けてきた同じような質問や相談を元に書かれています。家庭や教室で応用可能な実践的な方法とともに、ことばや発音を一番引き出しやすいと考えられる発達時期に重点を置いています。ただし、本書はことばや発音の分野で著しく遅れがある子どもを持つ親への万能薬として書かれているわけではありません。

　この本が親や教育関係の方が何らかの決断をする時、そして子どもの発達を積極的に伸ばす時の一助となるよう願ってやみません。

キャサリン L. マーティン（Katherine L. Martin）
アメリカ合衆国認定言語聴覚士

訳者序文

　お子さんのことばの発達が少し遅いと感じたとき、あなたはどうしますか？

　家族や親戚に相談しますか？
　お医者さんに相談しますか？
　学校や保育所・幼稚園の先生に相談しますか？
それとも、
　たぶん時間が経てば普通になると思って、しばらくはそのままにしておきますか？

　心配や不安はそれだけでもつらいものです。ましてや家族や他人から、ことばが遅い、発音がわかりにくいと言われたり、だれかのせいでこうなったなどと言われたりしたらなおさらでしょう。私のところにも、多くの方が自分の子どもの状態がわからず、孤独感と焦燥感が強くなり、やっとの思いで相談にいらっしゃいます。本当に自分の子どもはことばやコミュニケーションに問題があるのか、問題があるならどうすればいいのか、どこにどのように相談に行けばよいのか、それともしばらく様子をみていればよいのか、よくわからずに困っている方が非常に多いという印象を受けます。

　今、この本を手にしている親御さんの中には、お子さんのことばやコミュニケーションに不安を持ちながら、すでにある程度本などで調べた、そして周囲にも相談したもののどうすればいいかがわからず、まだ専門家のところにも相談には行っていないという方も多いでしょう。また、一方でことばやコミュニケーションについて相談を受けたが、どのようにアドバイスすればよいかわからないのでこの本を手に取ってみたという、教育や福祉の関係者も多いことでしょう。

　本書はそうした日々悩んでいる親御さんや関係者が、どこかに相談に行くまでにご自分で問題を整理し、必要な判断ができるようになることを目的としています。そのために次のような点について具体的かつ明解に書か

れています。

1. 相談すべきか迷っている時
   ことばやコミュニケーションに問題はあるのか、ないのか？
2. 相談に行く前に
   いつ、どこに相談すればよいのか？
   親として何かできること、するべきことはあるのか？

　この本のなかでは相談先として言語聴覚士を取り上げています。言語聴覚士は子どもと大人のことばやコミュニケーションの問題について相談や援助、そしてリハビリテーションを行っている比較的新しい国家資格の専門職です。日本では病院や療育施設、児童相談所、そして学校など、主な医療、福祉、教育機関に在籍しています。もしことばや聞こえ、そしてコミュニケーションについて何か心配や不安なことがありましたら、まずこの本を手にとり、遠慮なく全国にいる私たちの仲間に相談してください。

　本書は著名な臨床家で日本の言語聴覚士に相当する資格を持つ、アメリカのキャサリン L. マーティン先生の実体験をもとに書かれています。親の悩みやことばの相談は日本でもアメリカでも共通しています。したがって本書の特徴である具体的で明解なアドバイスは必ずや日本の読者にも役立つと確信しております。多くの方に本書をご活用いただき、問題解決の一助となりますよう願ってやみません。

　最後に、訳書が出版されるにあたって、貴重なご助言やご配慮をいただいた国立身体障害者リハビリテーションセンター　学院　中村公枝先生、下嶋哲也先生には心から感謝いたします。また本書の意義をご理解いただき、出版までご尽力いただいた協同医書出版社編集部の中村三夫氏、関川宏氏にも深謝いたします。

　また私事で恐縮ではありますが、訳出にあたって多くの助言をしてくれた妻の亜由美、そしてアメリカのサンフランシスコにて幸運にも本書との出会いの機会を与えてくれた長女の恵にも感謝する次第です。

2005 年 4 月 1 日

言語聴覚士
長谷川　靖英

目　次

第1章　なめらかでないしゃべり方とそのなめらかさの問題　1
第2章　構音（発音）　21
第3章　聞くこと、聴覚情報の処理　43
第4章　ことばのこと　65
　　ことばの発達ガイドＡ─生まれてから５歳までのことばの理解（受信）面について　93
　　ことばの発達ガイドＢ─生まれてから５歳までのことばの表現（発信）面について　103
第5章　声のこと　115
まとめ　133
第6章　役立つ情報　139
付録Ａ　しゃべるために必要な主な器官の頭部断面図　143
付録Ｂ　耳の断面図　144
付録Ｃ　声帯とその病気　145
用語解説　146
索　引　157

第 1 章

なめらかでないしゃべり方とそのなめらかさの問題

　なめらかでないしゃべり方（吃音(きつおん)）とは、しゃべっている時になかなかことばが出てこなかったり、急に途切れたりすることです。一般的には無意識に、または調節が困難な形で、音・音節または単語の繰り返しや引き延ばしがみられます。

> **1** 私の子どもは上手によくしゃべります。でも最近ことばがつかえはじめていることに気がつきました。心配した方が良いのでしょうか？

　多くの子どもが、いわゆる「正常だが、つかえたりなめらかでないしゃべり方」、または「発達性吃音」と専門家が呼ぶものを経験します。ことばがなめらかでないかどうかは、どのくらい力を入れずに子どもがことばを選んで話をするか、そしてどのくらい自分のことを表現できるかということに関係しています。ことばがなめらかではないとは、話していることばの流れが途切れることです。これが起きる時は、話をするのに努力が必要になったり、話が中断してしまったりしますし、その子どもはことばを発するのに大変な労力を費やすことになります。

ことばがなめらかでなかったり、なかなか出てこなかったりする症状は、子どもの話しことばの力が成長している時にはよくみられます。子どもの話しことばは、発達するにつれて一文が長くなり、使われる文法や単語がより複雑になっていきます。その結果、自分の思い通りに表現することがややこしく、難しくなっていきます。子どもの使う文の長さや複雑さが急激に発達する2歳から6歳の間が、この影響を一番受けやすいと言えます。

親はどうすればいいの？

　もしお子さんが「正常な」なめらかでないしゃべり方をする時期を経験している最中であれば、時間が経つにつれてこの症状は落ち着くでしょう。厳密なルールはありませんが、この時期を過ぎるまで、まず6カ月間は見守ってあげてください。しかし、このなめらかでない症状が一時落ち着いたのに、その後再びみられるということもよくあります。もしなめらかでないことばの症状が続いて、その程度が変わらない、また、特にお子さんが話をする場面を避けたり、怖がったりしているようであれば、言語聴覚士に相談することを考えた方が良いでしょう。ここで覚えておいていただきたいのは、ただ単にことばがつかえているということと、なめらかでないしゃべり方が長く続いている状態とは違うということです。

2　私の子どもが正常な範囲内のなめらかでないしゃべり方をしているのか、それともそうではないのか、どうしたらわかりますか？

　正常な範囲内のなめらかでないしゃべり方が、そのまま長期間続いてしまうかどうかは、多くの要因が関係しています。ただ単にことばがつかえることと、なめらかでない話し方とは似ています。例えば子どもが話をしようとした時、独立した音や単語、句、または文を繰り返すかもしれませ

ん。または、子どもは音の引き延ばしと言われているような状態、つまりことばの発音が長くなる（例えば、「ねこ」のことを「ねーこ」と言う）かもしれません。このようなことは、正常な範囲内の典型的ななめらかでないしゃべり方の一例ですが、そのしゃべり方が長期間続く予兆となる可能性もあります。

　ここで言う、正常とは必ずしも言えないなめらかでないしゃべり方というのは、次のようなものです。

- 少なくとも6カ月間経過しても、子どものなめらかではないしゃべり方の問題が解決したようにはみえない。
- 顔をゆがめながらもしゃべり続けようと努力する一方で、明らかに話を中断してしまうようなことばの繰り返しや、音の引き延ばしがより高頻度に、そしてより集中的にみられる。
- 子どもがことばの中にあいまいな母音や弱められた母音を入れる。例えば、"bay, bay, baby" が "buh, buh, baby" となる〔訳注：日本語では「あかいあかいあかちゃん」が「ああいああいあかちゃん」のような感じになります〕。
- 子どもの顔がゆがんだり、目が合わなくなる、または話をしようとして首や顔に強い緊張がみられるなど、二次的な症状や行動の増加を経験する。
- 話をする状況を怖がる。電話を使う時や、誰かに助けを求められたり、または目上の人と話したりする時などに実際にその場を避けようとする。

親はどうすればいいの？

　上記のような行動がみられるか注意しましょう。ここで重要なのは、私たちはみんな一度や二度、それぞれが持つストレスや、しゃべるために必要な筋肉の協調運動の能力、疲れの程度によって影響される、つかえたり、なめらかでないものの正常と考えられる話し方をする時期を経験します。特有の話しことばのパターンが進みさらに続くようであれば、特にそれが

第1章　なめらかでないしゃべり方とそのなめらかさの問題　3

極端な場合は、親は注意を払うべきでしょうし、さらに言語聴覚士に相談するかどうかを考えた方がいいでしょう。

3 もしなめらかでないしゃべり方やことばのつかえの問題が解決したように見えない時は、どうしたらいいですか？

十分な時間が経過した後にも（例えば、6カ月など）、もしなめらかでないしゃべり方が続いているようなら、言語聴覚士に援助を求めるのも良い方法だと思います。もしこのようなしゃべり方が、子どもが大きくなるにつれ（6歳以上）、突然にはじまるようなら、ご相談されることをお勧めします。それまでは、子どもの発達性のなめらかでないしゃべり方やことばのつかえについて、親のストレスを減らす目的で書いた次の「親はどうすればいいの？」の欄を参照してください。

親はどうすればいいの？

正常ななめらかでないしゃべり方、または「ことばのつかえ」に対して、親がどのような対応をするかで問題を改善させたり、悪化させたりします。これは、親の行動がなめらかでない話し方の原因であるということではありません。しかし、なめらかでない話し方やことばのつかえに対するあなたの対応は、子どもの行動に影響を与えます。そして問題のある行動に対してあなたがどのように対応すればいいのか、という点について関心を持つことは大切です。

多くの親にみられる、すぐにでもやめた方が良い行動は以下の通りです（ツウィットマン（Zwitman）, 1978, p.29, 30, 36）。

■不愉快そうな表情をする。
■ことばがつかえたり、しゃべり方がなめらかでない瞬間、じっと動か

ないでいる。
■かわいそうだと言う。
■なめらかでないしゃべり方を責める。
■子どもにごほうびを与えなかったり、たたいたりして、なめらかでないしゃべり方を罰する。または、子どもの要求を受け入れることと引きかえに、なめらかでないしゃべり方をなおそうとする。
■子どもの代わりに話している文を終わらせる、または口をはさむ。
■子どもの話をさえぎる。
■子どもの話をさえぎったり、やり直させたりする。
■子どもに「話をする前に考えなさい」と言う。
■明らかに子どものしゃべり方がなめらかではないのに、まるでそれに気がついていないかのように振る舞う。
■焦ったり、怒ったりする。

以上の代わりに次のような対応をお勧めします。

1. お子さんのしゃべり方にあまり注意を向けすぎないでください。その代わり、お子さんが何を言おうとしているのかという点に注目してください。お子さんはどんな考えやアイデアをあなたに知って欲しいのでしょうか？

2. お子さんが言おうとしているものを忍耐強く、おとなしく聞いてあげてください。急ぎたい衝動を抑え、話を途中で終わらせず、そして話をさえぎるように口をはさまないでください。「最後までちゃんと聞くからね。時間はたっぷりあるから大丈夫」と一言、お子さんに言ってあげてください。

3. もし、お子さんが早くしゃべる癖があるようなら、あなたが答える前に少し待つことで話のペースを落とさせるようにしましょう。お子さんに対して反応する前に、黙って3つ数えましょう。「早くしゃべり過ぎだ」などと言ってはいけません。その代わり、「時間をかけて楽にね。時間はあるんだから」と言ってください。どのくらいの速さで

しゃべるのか、良い手本を見せてあげてください。

4. お子さんの話を聞く時に、あなたが時間的な余裕を持つというのは1つの方法です。しかし、そのこととあなたが真剣に聞いているかのように振る舞うということとは全く別です。お子さんは、あなたが忙しそうに本を読んでいたり、テレビを見ていたり、または夕食の支度をしていたりする時、真剣に話を聞いてくれるとは思っていないでしょう。もし何かをやっていたらその手を休め、まずはお子さんの目を見て、その後に会話するようにしてみてください。もしすべてを投げ出すのが実際には無理なようでしたら、「おかあさんは（おとうさんは）あなたの話が聞きたいの。だから2分間だけ話をしましょう」と言ってください。10分間も必要ありません。たったの2分間だけ話を聞いてあげてください。このようなことを継続することが重要です。

5. 話をさせる際、お子さんを必要以上に時間のプレッシャーにさらさないでください。ゆっくりと、そしてリラックスして会話をしましょう。急がせているような感じで会話をする家族を多く見受けます。お子さんに話をする前に3秒間待つという「3秒ルール」を試してみてください。そうすれば全体的に会話のスピードはかなり遅くなるでしょう。例えば、人前で五十音を言わせたり、学校での出来事を詳細におばあさんやおじいさんに報告させたりするような、お子さんを困らせるようなことはやめましょう。お子さんが話をしたくないのであれば、無理にはさせない方がいいでしょう。お子さんが何について話をするかは、お子さん自身に任せましょう。

6. お子さんがなめらかでないしゃべり方をしたり、ことばがつかえたりした時、じっと目を見てあげましょう。目をそらしたり、過度に心配そうに見つめたり、うろたえたり、または耐えられないというような態度を見せることなどは避けてください。ことば以外の要素からなるコミュニケーションは、しばしばことばよりも雄弁です。お子さんのことばがなめらかであろうとなかろうと、多くの親はいつも同じよう

に振る舞うのは特に難しいと感じています。

7. ことばがつかえたり、なめらかでないしゃべり方がみられた時、それについてお子さんとは進んで話をしましょう。もしお子さんがその話題がタブーではないと知っているなら、お子さんはもっと楽に話せると感じるでしょう。

8. お子さんの邪魔をしないでください。会話中は順番を守るようにきょうだいや他の家族にも言っておくと良いでしょう。なめらかでないしゃべり方をするお子さんもその他の家族も、他人が話している最中に割り込むのは良くありません。「今、お姉ちゃんがしゃべっているの。お姉ちゃんがしゃべり終わるまで邪魔しないでね」と簡潔に言ってください。

9. ことばがつかえたり、しゃべり方がなめからでない時に怒ってはいけません。状況をさらに悪くします。

4 つかえたりなめらかでないしゃべり方は、環境からどんな影響を受けていますか？

　環境は家庭においても学校においても、子どもの話し方に影響力を持っています。家族内(特に両親やきょうだい)の異なる人間同士の相互作用、家庭内のストレスの大きさ、家族がなめらかでないしゃべり方に対してどのような反応をするか、そして全体的な家族の話し方すべてが子どものことばのなめらかさに影響します。

親はどうすればいいの？

　話す仕組みは複雑であり、私たちの人生の多くの部分に関わっています。それは私たちの外部の環境にとても影響されやすいものです。ツ

ウィットマン (Zwitman) (1978, p.35, 39, 40) は苦痛を和らげ、環境の負の作用を減らすように、次のようなことを勧めています。

1. お子さんが何を期待されているかがわかるように、家族のルールをはっきりと決めます。家庭でそのルールを守っていくことがとても重要です。
    - ■他の誰かにおしゃべりを邪魔されない、またはお子さんも他人のおしゃべりを邪魔してはいけないということがはっきりわかれば、お子さんは話をはじめるはずです。このことは、しゃべり方がなめらかであっても、なめらかでなくても、同じように適用できます。
    - ■なめらかでないしゃべり方をした時、その子が受ける注意はその子にとって予測可能なもので、気分を害するようなものではないとお子さんは知っているべきです。
    - ■お子さんは、決められたお手伝いをした場合はいつもごほうびがもらえることを知っているべきです。

2. 強化〔訳注：ある行動や反応に対してほうび（物とは限らない）を与えることで、その行動や反応が何度も現れるようにコントロールすることです〕やほめてあげることで、お子さんが望ましい行動を維持できるようにすべきでしょう。また自己概念 (self-concept)〔訳注：自分自身について抱いている人間像、または性格、能力、身体的特徴などについての自己像〕を向上させ、安心感を強く抱かせるようにすべきでしょう。
    - ■お子さんがうまくできたすべてのものをほめてあげましょう。
    - ■「だめ」「できません」「しません」「やめなさい」といったことばを使わないようにしましょう。その代わり、もしお子さんにとって悪いことではないのならお子さんのやることを許容するか、またはお子さんの興味の対象を変えるようにしてみてください。

3. お子さんの予定を再確認してください。自由に遊ぶ時間や静かに過ごせる時間を十分にとっていますか？
    - ■毎日少しでもお子さんと一緒の時間を作りましょう。15分〜20分

ぐらいが適当でしょう。この間に、本を読んで聞かせたり、散歩をしたり、または遊んであげたりしてください。そしてお子さんがその日に何をしたかということと、どのように1日が終わったかをお子さんに聞いてみてください。これはお子さんが自分の気持ちを容易に表現できるよう助けることになります。

4. 体が健康であることは、ことばにとっても良いことです。お子さんは適度に休みを取り、疲れすぎないことが必要です。疲れれば疲れるほど、ことばはなめらかでなくなります。

5. ごほうびとしてお菓子(例：ジュース、キャンディー、焼き菓子など)はあげないでください。砂糖の摂取は最小限にしてください。

6. 病気や事故などの精神的なショックや感情的な葛藤は避けられるものではありません。これらの出来事がことばのなめらかさに影響を与えているかどうかに注意してください。
   ■ 日常みられるなめらかでないしゃべり方を認めてあげましょう。逆に、それに対して親が過剰に反応することでお子さんのストレスを高めないようにしてください。
   ■ お子さんに楽しい経験をさせて、精神的なショックを和らげてあげましょう。

7. お子さんの目の前でお子さんの話し方について、話し合わないようにしてください。もしお子さんが話し合いを望む場合は、お子さんの話に親身になり、誰もがしゃべりにくくなる経験を何回もしていると話して、不安を取り除いてあげてください。

8. 休日や遠くからの来客、学校がはじまるなど、お子さんが興奮するような出来事はお子さんのなめらかでないしゃべり方を強めることがあります。それらの出来事の興奮の度合いを減らすようなことをしましょう。

9. 出来事だけでなく、なめらかでないしゃべり方を強めるような人々や

場所にも注意しましょう。ことばのなめらかさが増すようなことをしましょう。

10. もしお子さんが何度もひどくなめらかでないしゃべり方をしているなら、お子さんはとても強い欲求不満を感じているかもしれないと思ってください。その欲求不満への対処法は、以下のとおりです。
    ■屋外での活動。
    ■誰からか潜在的に圧力をかけられたり、嫌な顔をされることなく、自分の気持ちを表現すること。

11. お子さんのなめらかでないことばが増えている時期には、うまくしゃべることができた経験をさせてあげてください。一緒にしゃべること（同時に何かを言ったり朗読したりする）や、簡単な童謡を朗読したり、歌をうたうなどして励ましてあげてください。

12. お子さんに対して非現実的な目標を設定しないでください。むしろお子さんの成熟度や年齢に沿った適切な期待を持ち続けてください。非現実的な期待とは次のようなことを含みます。
    ■正確に発音すること。
    ■普通でない難しいことばを使うこと。
    ■難しい運動の課題をすること。
    ■高いレベルの勉強を要求し、成就させること。
    ■家の外でたくさんの活動に参加すること。

---

5 私の下の子がうまくしゃべれない時、上の子は下の子をかばおうとします。またよくからかったりもします。何かアドバイスはありますか？

重要なことは、おしゃべりに割り込んで話をしてしまうのは、なめらか

でないしゃべり方をする子どもにとって少しも役には立たないことを、他の家族と同様にきょうだいにも教えることです。その子どもの代わりをすることで、自分1人ではうまく話せないということをその子に教えることにはなるでしょうが、同時にその子の自信を失わせることにもなるでしょう。からかわれるということは苦痛です。そのような時に親は積極的に間に入りましょう。

親はどうすればいいの？

きょうだいがなめらかにしゃべれない子どもをからかうような時、専門家は次のようなことを勧めています。

1. なめらかでないしゃべり方をする子どもの声が聞こえない、または見えない場所までそのきょうだいを連れていく。

2. からかうことは失礼で悪いことだと、そのきょうだいに辛抱強く、そしてわかりやすく説明する。

3. みんな長所と短所を持っているという事実を話し合う。なめらかでないしゃべり方をする子どもは、おしゃべりをする時、ときどき間違えることがあると説明する。

4. 上記のことがきちんと理解されるまで、何度か繰り返し説明し、もしからかうことをやめないようなら、そのきょうだいと話をするように言語聴覚士に頼む必要があるかもしれない。

5. もしその子のきょうだいに対して何もせずにそのままにしておくと、近所の人や友だち、親戚が同じようなことをその子どもに対してするかもしれない。

6. もし学校でクラスメートがその子をからかっていたら、教師は同じ方法で対応しなければならないかもしれない。

6 もし私の子どもが本当にことばがつかえたり、なめらかでないしゃべり方をしているのなら、子どもの情緒の発達や自己概念にどのような影響がありますか？

　私たち自身や子どもたちの自己概念（p.8 訳注参照）は、私たちにとって最も身近な人物や重要な人たちから影響を受け、形成されます。そのような人物からの期待や態度、評価は、良くも悪くも自分自身がどうあるべきかという考えを子どもの中に作っていきます。

　しゃべり方がなめらかでなかったり、ことばがつかえている時に唯一言えることは、そのおしゃべりやことばのパターンは絶えず不安定であるということです。なめらかでないしゃべり方やことばのつかえは、子どもにとって多くのストレスや不安を作り出します。友だちや家族の前だろうが、知らない人の前だろうが、ことばがつかえてしまう人にとってはことばがつかえそうな場所や時間の全体的なコントロールができないという、もう1つの不満を持っています。なめらかでないしゃべり方をしている多くの人は、不幸にも最初に自分のしゃべり方に気がつき、次に友人、きょうだいや遊び仲間がそのしゃべり方に気がつきます。このような彼らの自覚は、ことばがつかえてしまう人間というレッテルにしばしば複雑に織り込まれてしまいます。多くの研究が示しているように、将来への期待感はしゃべり方についてだけではなく、仕事選びや個人的な目標など他の分野においても、なめらかにしゃべることができる人に比べて低くなっています（ヴァンライパー（Van Riper），1971, p.209）。

親はどうすればいいの？

　あなたがどのようにお子さんのなめらかでないしゃべり方やことばのつかえに対応するかで、お子さんが自分自身をどのように思うかが決まってくる、ということに気づくことが親として重要です。一歩家の外に出れば、お子さんが世間からどのように扱われるかということは、確かにあなたがコントロールできるわけではありません。しかし、言語聴覚士の援助があ

れば、ストレスを感じる状況でもお子さんは何とかやっていく方法を学ぶことができます。なめらかでないしゃべり方やことばがつかえることに対する自分の態度が他人の自分への態度を形作っていくという、心身ともに健全に生活するための重要な要素の1つをお子さんは学ばなければなりません。もしお子さんが最小限のストレスで、特に罪悪感や羞恥心というストレスのもとでも、しゃべることが困難な状況を受け入れられることを学べたら、会話の相手もその状況を受け入れるでしょう。

　言語聴覚士の援助とともに、お子さんの担任や家族、その他必要な人をお子さんの治療計画に含むことは重要です。お子さんのなめらかでないしゃべり方やことばのつかえに対しては、先に書いた質問1、2、3とその答えにしたがってください。とりわけ覚えておかなければならないことがあります。それは、あなたの振る舞いがお子さんの自己概念に影響を与えることはできますが、なめらかでないしゃべり方やことばのつかえの原因をあなた自身のせいにしてはいけないということです。なめらかでないしゃべり方やことばのつかえの原因はたった1つではなく、一緒に存在するいくつかの要因が引き起こしているからです。これらの要因については後で簡単にお話します。

7　男の子と女の子では、ことばのつかえやすさに違いがありますか？

　はい。話し方がなめらかではない、またはことばがつかえていると診断された人数は、男の子の方が女の子の3倍にのぼるそうです（ヴァンライパー（Van Riper）, 1971, p.45）。なぜそうなのかということについては、いろいろな説があります。

　ある説は、学習ということを仮説の基礎にしています。ほとんどの研究は、おしゃべりやことばの発達の初期段階では、女の子の方が男の子より進んでいることを示しています。どちらにも同じようなプレッシャーがあ

る場合、男の子の方がことばのパターンが壊れやすいようです。未熟な言語発達のせいで、男の子の方がストレスの影響を受けやすいといわれています。このことは、少なくとも生後数年間はしゃべるための筋肉や神経の調節機構が不安定であることを示しています。

親はどうすればいいの？

　もし、あなたの男のお子さんがなめらかでないしゃべり方のパターンをみせはじめた場合、男の子の方がしゃべり方がなめらかでないと診断される割合が大きいので、すぐにその子は簡単にことばがつかえるようになるかもしれないと思いますか？　そう考えてはいけません。女の子と同様に、男の子も正常だがなめらかでないことばをしゃべる時期や、発達性のことばのつかえやなめらかでないしゃべり方をすることがあります。発達性のことばのつかえやなめらかでないしゃべり方を疑われるようなお子さんと接する時は、前述したガイドライン（質問1～6）にしたがってください。特に、お子さんがことばの問題を克服できたようにはみえない時、あなたの不安や心配を和らげるためにも言語聴覚士に相談してみてください。

8　しゃべり方がなめらかでなくなったり、ことばがつかえてしまう原因は何ですか？

　しゃべり方がなめらかでなくなったり、ことばがつかえてしまう原因については多くの説があります。しかし、1つの特別な病因や原因がなめらかでないしゃべり方の多面性を作り出しているという考え方は、非現実的でしょう。私が言いたいことは、多くの専門家と同様に、1つの説では簡単には説明できない、内的そして外的な要因と行動とが複雑にからまりあう集合体であるということです。

　多くの親や専門家も、現在ことばのなめらかさの問題を引き起こしてい

る多くの要因を正確に指摘したいと真剣に願っています。病気や精神的な葛藤、他人のしゃべり方を真似すること、精神的なショック、恐ろしい体験、または恥や罪の意識を克服しようとする気持ちが要因として多く指摘されています。しかし、なめらかでないしゃべり方やことばのつかえは、多くの場合、明らかな精神的な葛藤がない、何でもない普通の正常な日常生活でもはじまるというたくさんの学問的な証拠があります（ヴァンライパー (Van Riper), 1971, p.87）。

親はどうすればいいの？

お子さんのしゃべり方がなめらかでなくなったり、ことばがつかえてしまう原因を見つけようとはしないでください。むしろ、どう対応したら良いかという点に焦点を当てましょう。このことだけでお子さんに最適な援助はできませんが、この問題に対する理解と対処について、より深めることができるでしょう。原因について考えても労力の無駄ではありませんが、生産的ではありません。なめらかでないしゃべり方とお子さんに対して適切に接する方法を言語聴覚士に相談しましょう。

9 なめらかでないしゃべり方やことばのつかえは遺伝しますか？

これも、親からよく聞かれる質問です。この質問にはなめらかでないしゃべり方やことばのつかえを引き起こす遺伝子が存在するに違いないとする考え方が根底にあります。それについてはすでに研究されており、なめらかにしゃべる人より、なめらかでないしゃべり方をする人の家系の方が、なめらかでないしゃべり方がより多く観察されるということはできるかもしれません（ヴァンライパー (Van Riper), 1971, p.48）。しかし、遺伝的な影響が要因かどうかについて結論を下す前に、さらに一世代以上にわたる追加研究が必要とされています。

親はどうすればいいの？

　もし、家族の中になめらかでないしゃべり方をする人がいても、親は心配しすぎないことが大切です。家族の中になめらかでないしゃべり方をする人がいるということが、そのままお子さんのしゃべり方がなめらかでなくなるという意味では全くありません。このことだけで、お子さんのしゃべり方がなめらかでなくなるかどうかを心配するのは無意味です。もしあなたが生産的なことに労力を使いたいと願うなら、なめらかでないしゃべり方とは何かということについて情報を収集し、勉強した方がいいでしょう。この本の第6章では、なめらかでないしゃべり方やことばのつかえについてもっと勉強したいと思っている方のために、リストを掲載しています。心配な点について、私たちがよりたくさんのことを学んだ時、その心配の多くはきっと和らぐでしょう。

10　もし、しゃべり方がなめらかでない、またはことばがつかえていると診断された場合、担任の先生は教室で私の子どものためにどのような援助をしてくれるでしょうか？

　担任の先生がまず取りかからなければならない仕事は、なめらかでないしゃべり方を強めてしまうような状況を軽減することです。以下に掲載した「親はどうすればいいの？」の情報を、担任の先生と親が共有することを強くお勧めします。

親はどうすればいいの？

　教室でなめらかでないしゃべり方を減らすための提案（ハカンソンとウェドウ（Hakansonan & Wedow）の"Suggestions for Reducing Dysfluent Behaviors in the Classroom" 1986の未出版論文より）。

1. プレッシャーをかけない
   - ■話をするために必要以上に時間のプレッシャーをかけない。
   - ■五十音順に子どもを指さない。そうすれば自分の順番を待つことで過剰に神経質になるようなことはない。
   - ■授業中に教科書を朗読させない。ただし、その子だけを朗読させない子どもとして特別に扱わないようにする。

2. 混乱やためらいをなくす
   - ■子どもが何をすれば良いのかを具体的にはっきりと言う。そしてそのことを繰り返し教える。
   - ■グループ活動でのおしゃべりを最小限にする。
   - ■宿題を出す時は、何をどうすれば良いのかわかりやすく説明し、はっきりと締切日を伝える。

3. 話をしている最中に邪魔されることへの不安を取り除く
   - ■静かにして注意深く話を聞き、クラスメートにも同じことをするようにうながす。
   - ■その子どもが話をしている間は、目をしっかりと見てあげる。
   - ■ことばに詰まった場合は、邪魔をしたり、代わりに話をしてしまわないようにする。
   - ■細かなことまで質問をしない。
   - ■子どもが話し終えるまでは、ゆっくりとリラックスして時間をかけて待つようにクラスメートに話す。

4. 欲求不満をなくす
   - ■士気を高める：子どもが上手にできることを探す。そしてほめる。
   - ■成功するという体験を、子どもが十分にできるようにする。
   - ■クラスにおいて重要で役に立つ存在であると思わせる。そして何か役割を担ってもらい、罰は与えない。

5. 漠然とした不安を取り除く
   - ■罰したりやほめることなどについてルールを決めて一貫性を持たせ

る。
- ■ルールや制限に忠実にしたがう。
- ■注目されないために、しゃべり方がなめらかでない子を特別扱いしない。

6. 話す不安を取り除く
   - ■話さなければならないことばの量が最小限で済むような会話に積極的に参加してもらい、子どもを誘導する。なめらかでないしゃべり方がみられる子どものほとんどは、ことばがつかえるかもしれないという不安のため、会話を避けようとする。たとえ会話中にことばがつかえても構わないし、会話にぜひ参加して欲しいということをそのような子どもたちにわかってもらう。
   - ■教室の中や運動場で、なめらかでないしゃべり方についてクラスメートがからかうのを放っておかない。子どもたちにからかわないように注意することと、他人を受け入れることの大切さを教える。そしてクラスの中でなめらかでないしゃべり方やことばがつかえてしまうこととは何か、というようなことを話し合うため、学校に言語聴覚士を呼ぶ。

7. 教室で良い傾向を維持するために
   - ■子どもの話し方を不安そうに見たり、変えようとしたり、またなおそうとしているような印象を決して与えない。
   - ■子どものためらいやことばの繰り返しに対し、過剰に反応しない。
   - ■なめらかでないしゃべり方のみられる子どもの能力に対して、教えていることが適切か常に気を配る。
   - ■適切な用語を用い、長くて複雑な言い方は避ける。
   - ■子どもの能力以上の完璧さを求めない。
   - ■子どもが言おうとしていることに興味を持ち、どのように言おうとしているのかということではなく、何を言おうとしているのかに注目する。
   - ■なめらかでないしゃべり方のみられる子どもをのけ者にしない。ま

た他のクラスメートにもそうさせない。
■日頃から言語聴覚士と連絡を取り合う。

第2章

構音（発音）

　構音（発音）〔訳注：「構音」と「発音」は、厳密には多少意味が異なりますが、ここでは同じものとして読んでいただいて構いません〕とは、はっきりとわかりやすくしゃべる能力のことです。構音は、神経と筋肉の運動による活動と考えられています。特にことばの音を作り出すための舌、唇、歯、そしてのどの活動のことです。もし子どもが母国語の構音をする際、話すために必要な体の器官〔訳注：舌、唇など〕の調節をしたり、その器官同士を協力して働かせたりすることが難しい場合、その子どもは構音の問題がある、または構音の障害があると言われます。

11　私の子どもは、しゃべる時、いくつかの音をうまく言えません。この子が何を言おうとしているのかときどきわからないこともあります。これはどういうことなのでしょうか？

　あなたのお子さんには構音の問題がみられています。構音とは、ことばの音を作り出すために体内のいくつかの器官同士の協調した働きのことを指します。そして、基本的な構音の器官としては舌と唇、歯があります。

ほとんどの構音の問題は口と口の中の空洞で舌が正しい場所に落ち着かないことが原因です。その結果、作られたことばの音は誤ったものとなります〔付録A(p.143)を参照してください〕。

　よくみられる構音の誤りは、1つの音が他の音に置き換わるというものです。子どもは"bed"のことを"wed"、"say"のことを"thay"と言うかもしれません〔訳注：日本語では、例えば、「かさ」のことを「かた」と音が置き換わる場合にあたります〕。2つ目によくみられる構音の誤りは、しゃべる時に音を省略するものです。これは、ことばのどの部分にもみられますが、一番多いのはことばの最後の音（例："ball"の"all"〔訳注：日本語では「たいこ」の「こ」の音〕）です。最初の音（例："ball"の"ba"〔訳注：日本語では「たいこ」の「た」の音〕）は、あまり省略されません。3つ目の誤りのタイプは、音がゆがんで聞こえるものです。子どもは大まかには正しく構音しようとしますが、目的の音からは外れてしまいます。その結果、聞き手には聞き分けにくくなってしまいます。例えば、そのような子どもは"sun"という単語の中の"s"の代わりにはっきりしない、ひそひそ声のような"l"を構音するかもしれません〔訳注：例えば、日本語では「さかな」の「さ」の音が「さ」でも「た」でもなく、あいまいで区別しにくい構音になる場合にあたります〕。言い換えるなら、そのような子どもは標準的な構音の代わりに標準的でない構音をするということになります〔訳注：標準語の音を出すように構音するという意味ではありません。その土地の方言とも異なる音になります〕。

親はどうすればいいの？

　まず、正しい音の手本を示しましょう。「だめだめ。それは間違い。このように言うの。──。」と言ってはいけません。正しい音をもっとたくさん聞き、耳をきたえる必要がある子どももいます。上手に構音できるようになる前に、ことばの音を作り出すために働く筋肉がより協調して活動できるようにしておく必要のある子どももしばしばみられます。顔がお子さんに見えるようにしながら、発音を誤ったり、はっきりと発音できなかったりしたことばを簡単に正しく聞かせてあげてください。

読み聞かせる時にあなたがよく使っている本の中から、お子さんにとって発音が難しい音を含む絵をいくつか選んでみましょう。正しい発音のモデルを示して、あなたの後について真似をさせましょう。正しく完璧な発音をお子さんに求めてはいけません。あなたが発音する様子を見てもらい、正しい音に注意を向けてもらうだけで十分です。

　他にお子さんに発音について注意を向けてもらう方法としては、お子さんの「発音練習の本」作りの手伝いがあります。古い雑誌を整理させて、その中から最初または最後に子どもが発音しづらい音を含む単語を描いた絵を見つけてみるというものです。例えば、もしお子さんが"s"の音を発音するのに問題があるようなら、単純に"sun""bus"のような単音節（one-syllable；1音節）〔訳注：syllableは、多くの辞書で音節と訳されていますが、厳密には日本語の音節とは構造が違います。しかしあまり気にする必要はありません。細かな違いが気になるようでしたら言語聴覚士に相談してください〕の単語を選び出します〔訳注：日本語では、単音節のことばはあまり多くはありません。したがって、例えば「し」の音を探す場合、「しか」や「くし」のような2音節の単語を探してみましょう〕。最初に、子音がいくつかまとまっている音（例："stuck""star""smoke"）は避けてください〔訳注：日本語では「ん」とそれに続く音、例えば「おんぶ」「だんご」などは避けましょう〕。また、はじめは目的とする音を最初に含む単語〔訳注：例えば「し」が目的の音であれば「しか」となります〕へ注意を向けさせるようにします。それから、その音を最後に含む単語〔訳注：例えば「し」が目的の音であれば「くし」となります〕へと進みます。単語の最初の音の方が、お子さんはより容易にあなたが発音する様子をみることができるでしょう。

　あなたが目的とする音を含む単語の絵を発音練習の本の中にいったん入れてしまえば、お子さんはあなたの発音する様子に注目しながら、この本を通じてすべての絵の名前を聞くことができます。あなたが目的とする音がある絵ならどれでも構いません。お子さんに対して順不同に指し示します。以上から、あなたはお子さんに「ここにsun（太陽）の絵があるね。そのことばは"sssssss"（しーっという音を発音しながら）の音ではじまるね」〔訳注：例えば「しか」の絵を見せながら「しししししし」と言ってみます〕、ま

たは「このことばには○○ちゃんの音があるね。── busssss」〔訳注：例えば「バス」の「ス」の音を強調して「バスススス」などと言います〕などと言ってあげても良いかもしれません。このように目的の音を強調してみましょう。何人かの子どもと一緒に当てっこをするのも良いでしょう。例えば、「これは"snake (へび)"が出す音です。それは"sssssss"」とか「これは"lion (ライオン)"が吠えている音です。それは"rrrrrrr"です」とお子さんに言います〔訳注：日本語なら、例えば「これはおしっこしている音です。それは『しーしーしーしーしー』です」のようになります〕。いつもおしゃべりをする時は、あなたの顔がお子さんに見えるようにしてください。

12

ほとんどの音を構音できるようになるのは何歳ぐらいですか？　もし私の子どもが幼稚園に行く時までにいくつかの発音ができないようなら、心配した方が良いですか？

子どもにとって以前は苦労していた音でも次第に簡単に学べるようになりながら、順番に新しい音を獲得します。そしてほとんどの子どもは8歳までにすべての母国語の構音を習得します。以下は子音を話しはじめる平均的な年齢です (サンダー (Sander), 1972, p.62)。

"p"	1.5歳から3歳	"f"	2.5歳から4歳
"m"	1.5歳から3歳	"y"	2.5歳から4歳
"h"	1.5歳から3歳	"r"	3.0歳から6歳
"n"	1.5歳から3歳	"l"	3.0歳から6歳
"w"	1.5歳から3歳	"s"	3.0歳から8歳
"b"	1.5歳から4歳	"ch"	3.5歳から7歳
"k"	2.0歳から4歳	"sh"	3.5歳から7歳
"g"	2.0歳から4歳	"z"	3.5歳から8歳
"d"	2.0歳から4歳	"j"	4.0歳から7歳

"t"　2.0歳から6歳　　　"v"　4.0歳から8歳
"ng"　2.0歳から6歳
"th"　"thumb"のような無声音　4.5歳から7歳
"th"　"that"のような有声音　5.0歳から8歳
"zh"　"measure"のような音　6.0歳から8.5歳

　したがって、お子さんの年齢と、どの音が誤っているのか、そしてお子さんの身体に何らかの問題があるかどうかで、この質問への答えが変わってきます。もしあなたのお子さんが6歳で"s"の音をいつも続けて出すことができないということなら、専門家に相談するのはまだ早いでしょう。

　どのようにそれぞれの音を構音するのか、その仕組みについて多くの親から質問されます。次に書いてあるガイドでは、それぞれの音が作られる仕組みとことばの音を作る器官もしくは解剖学的な構造について、簡単にまとめてあります(ニューマン(Newman)ら,1985, pp.20-24)。

　訳注：日本語の場合、「あいうえお」といった母音とその他の子音の組み合わせから、ことばの音が成り立ちます。これはローマ字で書いてみるとわかりやすいでしょう。例えば「は(ha)」は、子音"h"と母音"a"と分けて考えます。以下に参考までに日本語の主な構音(発音)の完成時期(85〜90％以上正しく構音される時期)を載せておきます。ここで注意しなければならないのは、研究者によって構音の完成時期のデータにかなりのばらつきがあるということです。また、4歳以前はある音を発音しはじめる時期とその音を安定して言えるようになる時期には、個人差が大きいといわれています。しかし、4歳を過ぎるころには、構音は次第に安定してきます(東江, 1992, p.298)。

日本語の構音の完成時期(中西, 1972. 訳者一部改)
1. 「あ」「い」「う」「え」「お」は、3歳ごろまでにほぼ完成。
2. 「さ行」「しゃ行」「つ」「ざ行(「じ」を除く)」「ら行」は、4歳〜6歳半でほぼ完成。
3. 他の音は、4〜5歳でほぼ完成。

子音の発音と口の中の動き

　閉鎖音と破裂音——口の中の圧力を高め、次に空気を一気に吐き出す、または空気を破裂させることで作られます

　"p"と"b"〔訳注：日本語では「ぱ行」「ば行」「ぴゃ行」「びゃ行」〕
　唇の位置によって作られます。唇を閉じて口の中で空気の圧力を高め、すばやく唇を開き圧力を開放して作られます。

　"t"と"d"〔訳注：日本語では「た、て、と」「だ、で、ど」〕
　舌の左右の両端を上の歯と歯茎にくっつけながら、上の前歯の裏にある歯槽隆起〔訳注：歯茎の裏で、歯の形に沿って凹凸のある部分〕に舌の先と前の方をくっつけます。密閉された状態を作り出します。口の中で圧力を高め、そしてすばやく開放します。

　"k"と"g"〔訳注：日本語では「か行」「が行」（ただし「き」「ぎ」は、厳密には多少舌の位置が異なります）〕
　舌の後ろの方が、軟口蓋〔訳注：上あごの奥の方にある、触ると柔らかい部分〕と接触することで作られます。圧力はこの部分よりも後ろの方で作られ、すばやく開放されます。

　摩擦音——狭い場所を空気が通ること（空気の流れ）で作られます

　"f"と"v"〔訳注：日本語では該当する音はありません〕
　下唇の内側の広い部分が上の前歯に接触しようとして持ち上がることで作られます。

　"th"（"this"と"thin"のような、有声音と無声音〔訳注：有声とは声帯を振動させて発音することです〕）
　平らにした舌が、上の前歯にくっつくか、またはとても近づいた状態で作られます。下の歯と舌の裏側は接触しています。

　"s"と"z"〔訳注：日本語では「さ行」「ざ行」（ただし厳密には「し」「しゃ

行」は多少舌の位置が異なります)。〕

　舌の側面が歯と歯茎に接触します。舌の端は歯槽隆起に触ってはいないものの、とても近くに来ます。空気の流れが通るように舌の真ん中に狭い溝が作られます。

　"sh" と measure の中にみられる "zh" 〔訳注：日本語では該当する音がありません〕

　舌の両端が上の歯と歯茎に接触します。舌の先端は上にあがりますが、歯槽隆起と口蓋の前部には接触しません。音を出す際に舌が突出する傾向があります。

　"h" 〔訳注：日本語では「は」「へ」「ほ」〕

　無声音で、空気の流れとともに摩擦の源は声門と声帯のレベルにあります。しかし声帯の収縮は最小限です〔訳注：その他の日本語の摩擦音として、「ひ」「ひゃ行」は硬口蓋と舌を近づけることで、また「ふ」は唇を軽く閉じることで、空気の流れで音を作ります〕。

破擦音——破裂音と摩擦音の両方の特徴をあわせ持ちます

　"ch" と "j" 〔訳注：日本語では「ち」「じ」「ちゃ行」「じゃ行」。「つ」「ず」も破擦音ですが、舌が接触する場所は歯茎部です〕

　舌は硬口蓋(口の天井)に対して、舌の端と面を広げます。そして舌の接触する範囲はしばしば歯槽隆起も含まれます。舌の両端は上の歯と歯茎に接触します。"j" の音は有声音(声帯を振動させて音を出す)です。"ch"は無声音(声帯が振動しない)です〔訳注：その他の日本語の破擦音として、「きゃ行」「ぎゃ行」は軟口蓋に対して、舌の端と面を広げて、口を開けながら音を作ります〕。

鼻音——発音している間は、鼻の空洞を広げて作られる音。"m" "n" "ng" の音を作る場合のみ鼻の空洞は使われます

　"m" 〔訳注：日本語では「ま行」。ただし「み」と「みゃ行」は舌の位置が多少奥になります〕

第2章　構音（発音）　27

唇は閉じ、そして有声音が鼻の空洞とのどを通ってきます。舌の位置は一般的に"m"の後に続く母音によって違ってきます。

　"n"〔訳注：日本語では「な行」。ただし「に」と「にゃ行」は舌の位置が多少奥になります。また「ん」は舌が硬口蓋かそれよりも奥に接触して音を出します〕

　空気が口を通って抜けていかないように、上の歯と歯茎に舌の両端が接触し、歯槽隆起の端に舌の先と面が来て音を出します。

　"ng"〔訳注：日本語では、該当する音はありません〕

　舌の面が低く降りた軟口蓋(口または口蓋の天井の後ろの部分)に接触するように音を出します。

　わたり音（半母音）〔訳注：主に"y""w"〕、**流音**〔訳注："l""r"〕——**構音に関係する音の移動、またはわたり音（半母音）化**〔訳注：隣り合う2つの音をつなぐ音のことで、本来の音とは異なる音になること。"y""w"などの音になります。例えば「言える」と発音する時"iyeru"と言ってしまう場合などです〕

　"y"〔訳注：日本語では「や行」〕

　硬口蓋(口の天井)の前方へ向かって舌の前部が持ち上がります。わたり音(半母音)は次に来る母音のために移動することで作られます。

　"w"〔訳注：日本語では「わ」〕

　わたり音(半母音)のような運動をするために、唇を丸め、すばやく次に来る母音の場所へと移動します。

　"l"〔訳注：日本語では、該当する音はありません〕

　舌の先が歯茎部に押し付けられます。口の後ろの方の歯に触らないために、舌の両端は縦にやや細くなります。

　"r"〔訳注：日本語の「ら行」とは若干異なります。「ら行」は舌の先を軽く歯茎部に当てて、はねるように音を出します。厳密には「り」と「りゃ行」の

舌の位置は歯茎よりも少し奥になります〕

"r"は流音であり、わたり音（半母音）でもあります。舌が"r"を発音するための舌が正しい位置になかったり、正しい位置に舌があっても3つの音の共鳴場所がうまく作られていなかったりして、子どもにとってはしばしば発音が難しくなります。この共鳴する場所は舌の前部と舌の後方、そして喉頭・咽頭（口の一番奥でのどの部分）にあります。一般的に反り舌は、舌が曲がり、舌の先が上がりながら突然後ろに向かって渦巻くようにして"r"音を出すのに用いられます。

親はどうすればいいの？

もし疑問がある場合、前述した個々の具体的な音の構音の仕方を参考にしてください。しかし、発達関係の表などをみる時に、あなたに注意していただきたいことがあります。それは、この表は厳しい基準で作られたものであるということと、子どもの構音（発音）の発達には個人差が大きいということです。

13　構音の問題に対して言語治療は何をするのですか？

これもあなたのお子さんの年齢と何の音を誤るかによって違ってきます。質問12の発達の様子を参考にしてください。しかし以下の要素も確認しましょう。

■他に身体的な、または生まれつきの要因がありますか？　例えば、お子さんは脳性麻痺ですか？　または口唇裂か口蓋裂ですか？　身体的な構造（口の中、口、唇、舌など）は発音に影響を与えます。構音の発達にとってこれら身体的な構造の神経支配は重要です。もしお子さんが身体的、神経的、または他の障害を持っているようでしたら、早期からリハビリを含めた療育が必要です。

■お子さんの構音の誤りはいくつありますか？　より多くの構音の誤りがあればあるほど、お子さんには治療が必要になります。もしお子さんが1つか2つの構音を誤る程度なら、大きな問題ではありません。

■聞きなれている人や、またはそうでない人に対して、お子さんのおしゃべりはどのくらい明瞭に通じていますか？　もしあなたがお子さんの言うことがわからないようであれば、他人にとっても同様にわかりにくいでしょう。お子さんの発音がはっきりとしなければしないほど、お子さんは専門家の援助が必要となるでしょう。

親はどうすればいいの？

　前述した中でいくつか心配なことがあるようでしたら、言語聴覚士にご相談ください。それまでは質問12にある音への気づきを高めるための提案を参考にしてください。そして明瞭に話をするためにお子さんにもっとゆっくり話すよう、うながしてください。

　お子さんが言語治療をはじめる時、多くの親はどの程度お子さんの治療に参加できるのか、そして何を期待すれば良いのかを心配します。言語聴覚士はまず、お子さんに1つの発音を教えることからはじめます。例えば、もしお子さんが"s"の音を誤るようでしたら、言語聴覚士は音の見本を見せることからはじめ、構音の際にどこに舌を置くのかを教えます。加えて、正しい音が言えるように手助けし、自分自身で自分の構音をよく聞くことができるように、お子さんには目で見たり、触ったり、聞くことへの反応を改善する活動を教えます。

　いったんお子さんが個々に安定して目的の音が出せるようになると、子音と母音の組み合わせ（CV；consonant-vowel）で練習をします〔訳注：日本語の五十音は「あ行」と「ん」以外は子音と母音の組み合わせからなっています〕。上の例から見ると、目的音"s"は"so"、"see"、"saw"などといった組み合わせに焦点を合わせて練習します〔訳注：日本語では「さ」「す」「せ」「そ」で練習します。「し」はさ行の中でも構音の方法に若干違いがあります〕。いったんこのレベルでお子さんが発音を習得すれば、母音と子音の組み合わせ〔訳注：単語のはじめまたは終わりに子音がつく単語〕へと練習は進み

ます。あまり難しくないため、一般的には単音節（1音節）〔訳注：日本語では2音節単語の場合が多い〕の単語が選ばれます。"sun" "sat" "sip" など目的とする音からはじまる単語が選ばれます〔訳注：例えば、「さ」や「せ」が目的の音であれば、日本語では「さる」「せみ」などになります〕。いったん単語の最初の音を習得できれば、次に最後に目的の音が来る単語（例："bus" "miss" "pass"）を選びます〔訳注：日本語の場合は、例えば「かさ」「あせ」など〕。

　お子さんが単語レベルの音を習得できた後は、次に句、文、そして会話での目的の音の習得の練習になります。これは一般的に発音困難な子どもへの伝統的な治療方法として知られています。しかしすべての言語聴覚士がこの方法を行うわけではありません。例えば、発達性発語失行〔訳注：いくつかの構音に誤りがみられますが、誤る音に一貫性がない場合が多い。そして、意図的に発音したり、音を真似して発音する場合にも困難がみられる、などの症状を示します（バンサル（Bernthal）ら，2001, pp.192-193）〕として知られている状態では重度の発音の障害が現れますが、伝統的でない治療方法〔訳注：触覚や体の傾きと運動の感覚を改善することで、筋肉の緊張、言語や情緒の発達をうながす感覚統合などの方法が用いられます（ブランシェ（Blanche）ら，2001, pp.3-4；バンサル（Bernthal）ら，2001, pp.360-361）〕で改善がみられます。

　お子さんの治療に親はどの程度関わることができるでしょうか？　私はすべての親に一般的な音への気づき（質問11を参考にしてください）、音の区別（質問19を参考にしてください）と視覚的な手がかり（「発音の本」を見ている時に単語を繰り返しながら鏡を見たり、目的音や単語を復習している時の親の表情を見たりするなど）を利用する時に、お子さんと一緒にそれを行って欲しいと思います。もしお子さんが言語治療中であるなら、私は一般的には、お子さんが音節レベルで1人で目的の音を習得できるまでは、本当の「宿題」をお子さんや親に出しません。

　治療が単語のレベルまで進んだ時は、親とお子さんの家庭での練習用にフラッシュカード〔訳注：単語・絵・数字などを瞬間的に見せるドリル用カード〕の中から単語の最初の音（目的音）を使います。しかし、そのレベルに

達するまでは、目的の音に注意を向けられるようになることと、その音を選択的に区別できるようになることが重要です。最後に、あなたが言語治療をする必要はありません。大学院の修士の学位を持っており、アメリカの言語聴覚士の全国団体であるASHA（アシャ）から臨床の能力があると認定された、資格を持っている言語聴覚士にご相談ください〔訳注：日本では言語聴覚士の国家資格制度があります。言語聴覚士と名乗るためにはこの免許が必要です。大学院の学位を持っている者から高卒後に専門学校を出た者まで学歴は様々です。また2005年現在、言語聴覚士の全国団体である日本言語聴覚士協会があります。また、多くの道府県単位で独自に団体が組織されています〕。言語聴覚士を選ぶ場合は第5章を参考にしてください。

14 私には生まれたばかりの赤ちゃんがいます。その子の構音の発達のために、もっとも言いやすい音はなんですか？

　もっとも習得しやすい音は、しゃべる時にもっとも目で観察しやすい音です。"p""b""m""w"などの両唇音（両方の唇を使って発音する音）がそれに当たります〔訳注：日本語では「ぱ行」「ば行」「ま行」「わ」が両唇音になります〕。あまり観察しやすいわけではありませんが、舌尖歯茎音"t""d""n"や声門音"h"は比較的発音しやすいものです。舌尖歯茎音は歯槽隆起（上の歯の裏）に対して舌が接触するところが観察しやすく、声門音は喉頭の位置（声帯）で声門を実際に開けるのでわかりやすくなります。

親はどうすればいいの？

　子音―母音（CV）の組み合わせ、または母音―子音（VC）の組み合わせのような母音に似た発音をしはじめながら、生後1年目は少しずつ発音が複雑になっていき、音韻の仕組みを獲得します。実在するような最初のことば〔訳注：初語といいます〕は、約10カ月から14カ月目でみられるように

なりますが、限定的な子音─母音（CV）の組み合わせ、または母音─子音（VC）の組み合わせ（例："baba"または"dada"）は7カ月から10カ月ぐらいまではみられません。子どもが母国語の音を獲得しはじめて、最初に意味のあることばをしゃべるのはこの時期です。

　幼児期には声を出して遊ぶよううながすために、お子さんを援助してあげてください。お子さんが発声している音を真似して繰り返してみてください。それは構音の発達をうながすだけではなく、言語全体の発達もうながします。最初に"p（ぱ行）"、"b（ば行）"、"m（ま行）"、"w（わ）"のような目で見てわかりやすい音をたくさん含むような声を出す遊びをやってみましょう。これらの音は簡単だと感じるはずです。あなたが発音している時に、もしお子さんがあなたの口に触れることができる位置にいるなら、お子さんはその音を聞いて、親の顔を見て、さらに触覚による反応（フィードバック）も得ることができます。

15　構音の問題の原因は何でしょうか？

　ほとんどの構音の問題は、器質的な問題か、または機能的な問題かに分けられます。身体の形態の異常か身体的な問題が構音の誤りの原因の場合は、原因は器質的といいます。例えば、治療をしていない口唇裂・口蓋裂の場合などです。

　身体の構造の神経支配と同様に、観察できる身体的な構造（例：歯、唇、上あご、舌）にも問題がない時は、構音の問題は事実上機能的な問題と考えられます。そしてことばの音を誤って覚えてしまう原因となります。

親はどうすればいいの？

　すべての子どもは成長する過程で一時期構音の誤りがみられます。適切な期間を過ぎても正しくない構音が続き、それがしばしばみられるようなら、専門家の治療が必要でしょう。もし器質的な問題（例：身体の一部の

欠損）がお子さんの構音問題の原因であるなら、治療のためにすぐに調べてもらった方が良いでしょう。そして構音問題の治療のために言語聴覚士の援助を得るようにしましょう。もし機能的なことが原因であるなら、言語聴覚士への相談は有益と思われます。

16 舌の位置が同じような音や、または音自体が似ている音と混乱するのは、子どもにとってよくあることでしょうか？

　すべての子どもの構音のパターンは、それぞれが異なっています。しかし、一般的に子どもは共通した特徴を持った音や似た音に対して混乱してしまいます。例えば、"d"の代わりに"t"と発音したり、"k"の代わりに"t"と発音したりするなど、ある音が他の音に置き換わっている時は、次のようなことが起きています〔訳注：日本語では「だ」の代わりに「た」と発音したり、「か」の代わりに「た」と発音するようなものです〕。

1. 短い時間の空気の破裂にともなって、歯の裏の歯槽隆起に対して、"t"音も"d"音も口の中で舌が前方に置かれます。しかし、声を出す時に何の違いがこれらの構音を区別しているのでしょうか？"t"と構音する時、あなたの手をのどに軽く置いてみてください。のどの震えは感じられないと思います。しかし"d"と構音する時、あなたは手にのどの震えを感じることができると思います。これは"t"が無声音で"d"が有声音であることを示しています。子どもにこのタイプの誤りがみられるのなら、舌は正しい場所にあっても有声・無声の構音を区別していないことを示しています。"b"の代わりに"p"と言ったり、"g"の代わりに"k"と言ったり、"v"の代わりに"f"と言ったり、または"z"の代わりに"s"と言ったりするような音の置き換えにも同じようなことが言えます。

2. "k" の代わりに "t" と構音したり、"t" の代わりに "k" と構音したりする時は、両方の音とも無声音で短い空気の破裂が作られています。しかし "k" の発音のためには、本来舌が後ろの方に来なければならないのに、"t" と構音しているために舌は前方の位置に来ています。これは構音のための場所の誤りとしてよくみられます。

親はどうすればいいの？

　観察可能で典型的な構音の誤りと、その原因というものはほんのわずかしかありません。ここで言っておかなければならないのは、すべての子どもの話すパターンはそれぞれ異なっており、そのためにことばの音の獲得も子どもにより異なっているということです。効果的に構音機能を高めるために、聴覚的入力（音とことばを聞くこと）、視覚的入力（発音されたことばと音を見ること）、そして触覚的入力（口やのどの部分の感覚やそこを触ってみること）という形を通して手本を大人から常に浴びるようにすることが子どもにとって重要です。しかし、子どもがしゃべる時は、いつも正しい構音をするように求めてはいけません。先に述べたとおり、ただ単に正しい構音を示してあげて、音に気づく力を高めてあげてください（質問11を参考にしてください）。

　もしお子さんの治療が必要なら、親のために作られた、子どもの具体的な家庭練習プログラムについて、あなたの身近な言語聴覚士とよく相談しましょう。

17 私の子どもは幼児期から耳の感染症を繰り返してきたため、耳の中にチューブ（PE tube）が入っています。そのため構音の発達について何か影響があるのではないかと心配しています。構音の発達と中耳炎とは何か関係がありますか？

　中耳炎のような感染症は年齢にかかわらず起こりますが、乳児から6歳までの間ではよくみられる病気です。片方または両方の耳に起きます。片方の耳が慢性的な感染症にかかることもあります。別々にまたは同時に両方の耳が感染症にかかることもあります。中耳が感染症にかかった場合は液体がたまり、しばしば痛みや圧迫をともないます。慢性または再発を繰り返す中耳炎の場合は、液体が中耳にたまっていき内部の圧力を高めるために、鼓膜に穴が開く恐れがあります。

　耳管は、中耳とのどにつながる空気を通す管です。私たちがごはんを食べたり、飲み込んだり、寝たり、飛行機に乗ったり、山へ出かけて気圧が変わったりした時に、外耳や外耳道〔訳注：鼓膜から耳の穴の入り口までの音の通路〕などの外の気圧と内耳の気圧を同じように保つ働きがあります。大人においては風邪の時や上気道炎のために中耳にたまる液体を排出する役割もあります。乳児や幼児ではこの耳管がより短くより広がっており、大人のものより水平面に横たわっているために、中耳の感染症がよくみられます。大人になるにつれて中耳での体液の排出が容易になるように、だんだんと縦に耳管が伸びてくると言われています。

　子どもが中耳の感染症にかかりやすい場合、耳鼻科医は圧力を逃がして体液の排出をうながすために、鼓膜切開術（鼓膜に切り込みを入れる）を行います。それからチューブを片方または両方の鼓膜に入れます。これらの小さなプラスチックのチューブは、継続的に中耳から体液の排出をうながし、そして自然な状態の耳管のように中耳の空気圧を外と同じように保つように働きます（マーティン（Martin）, 1975, p.247）。

　鼓膜から外耳道へとチューブが自然に機能するようになってから数週間

から数カ月間、チューブはそのまま入れておきます。抗生物質も処方されます。

　中耳が体液でいっぱいに満たされると、子どもは内耳への音の波の伝達が遮断されるので、すべての音や声が消されたような伝音難聴と同じような経験をします（付録B（p.144）を参考にしてください）。その結果、お子さんは何を言われているか聞こえていなかったり、また内耳に伝わっている情報がゆがんだり消えていたりするかもしれません。このようなことが起こると、子どもは聞こえた通りの音をそのまま受け入れて、構音パターンの手本としてしまうでしょう。もしあなたが"sun"と言った時に、お子さんが"thun"のように聞こえていたら、お子さんは"thun"と言うようになるでしょう〔訳注：日本語の場合は、「さめ」のことを「あめ」と聞こえてしまうようなものです〕。

　伝音難聴は一般的には一時的で、たまった液体が排出されればなおります。しかし、子どもが"s"のことを"th"と置き換えたり、習慣的に他の誤りがみられるようなパターンを学習してしまうなら、誤った構音を正しく再学習する必要があります。そのような構音の誤りは習慣となっているため、たまった体液を排出してもすぐには改善しません。

　ただし、子どもがときどき中耳の感染症にかかっているからといって、そのことがすぐに構音の誤りの原因となるわけではありません。耳の感染症が慢性化すれば、構音の問題は大きくなります。シュリバーグとスミス（Shriberg & Smith）の研究（1983, p.294）によると、中耳の問題で聞こえの低下が変動するような不安定な聴覚入力は、子どもの子音を話すための能力に否定的な役割を果たすかもしれないということを示しています。

　ことばの発達の他の側面で中耳炎が与える影響については、質問38により詳しく書かれています。

親はどうすればいいの？

　お子さんの中耳の感染症を疑った場合は、あなたの身近な小児科医または耳鼻科医に相談してください。素早い治療は鼓膜に穴を開けなくても済むようにし、続いて起きる周囲の組織や構造が影響を被る事態を予防する

ためにも重要です。お子さんが耳の感染症を繰り返しているなら、定期的に耳鼻科医や言語聴覚士に聞こえをチェックしてもらうと良いでしょう。

18　歯の状態と構音の関係を教えてください。歯が欠けていると構音に影響しますか？

　歯が欠けていると構音に影響が出る場合がありますが、かみ合わせが悪い場合の方がより大きな影響があります。かみ合わせが悪いとは、上の歯と下の歯で異常なかみ合わせのパターン、または関係があることを意味します。正常なかみ合わせでは、上の中央の切歯（普通に私たちが何かをかみ切る場合に使う前歯）がちょうど下の中央の切歯に対して約0.6 cm上からかぶさるように伸びています。しかし実際は、上と下の臼歯（奥歯）の関係で測ります。

　ほとんどの構音（発音）の問題に影響するかみ合わせの問題は、反対咬合（こうごう）（上と下の歯が接触する時、下の歯がより広がっている、または上の歯の外側が広がっている）や開咬（上と下の歯が一緒に合わさっている時、かみ合わせの面にすきまがあること）もかみ合わせの問題です。かみ合わせの異常は摩擦音で、特に"s"と"z"において影響がみられます〔訳注：日本語では「さ行」「ざ行」などに影響がみられる可能性があります〕。

　何本かの歯が欠けている場合、特に前歯がない場合、発音は一時的に影響を受けます。音は"th"や"sh"と同様に"s"と"z"が再び影響を受けます。

親はどうすればいいの？

　構音について心配があり、歯のかみ合わせの悪さが影響しているようなら、構音の検査と口周辺の検査を受けるために言語聴覚士に相談すると良いでしょう。口の周辺の検査では、口の中の構造（歯、かみ合わせのパターン、舌など）を一通りチェックします。

19 私の子どもは4歳で保育園に通っています。この子の最初の友だちがいくつかの発音で問題がある子でした。うちの子がその友だちの発音を真似るのではないかと心配です。いかがですか？

　確かに子どもは自分のまわりにいる大人や他の子どもたちの真似をし、手本にすることでおしゃべりのパターンを学びます。しかし保育園だけでなく、お子さんは常に複数の環境に接しているということを忘れないでください。それらの環境はどれも等しくお子さんに影響を与える可能性があります。もしお子さんにその年齢レベルで期待される発音の習得以外に発音上の問題がみられなければ、私は心配しません。

親はどうすればいいの？

　お子さんの正しい音と正しくない音を区別して、正しい音を探し出せる能力を伸ばしてあげましょう。家のまわりにある絵やものをあなたがでたらめに選んで、ことばのゲームをしてください。例えば、テーブルの上にカップがあるなら、お子さんに尋ねてみてください。「あのねえ、これの名前をこれから言うからね。もしお母さんの言うことが当たっていたら教えてね」。そしてカップのことを"タップ"と言います。もしことばが正しければ、お子さんには単に「うん」または「ちがう」と言わせてください。そして家の中で適当にカップとは違う物を選んで、ときどき正しい名前を言い、残りを正しくない名前で言います。最初は単語のはじめの文字の部分だけを変えましょう。したがって、もしあなたが「赤い」「コーヒー」「なべ」「親指」ということばを選んだら、「まかい」「ソーヒー」「かべ」「とやゆび」と言うことができます。このような活動はお子さんが正しい構音を聞き分ける能力を伸ばし、構音を自分で直す力を育てます。また構音の発達には欠かせない自分で自分の構音を観察する（自己監視（self-monitoring））能力を伸ばすことにもなります。このゲームは4歳から8歳のほとんどのお子さんに適用でき、聞き分ける能力とよく聞く能力を育て

ます。お子さんにあなたの正しい構音をあとから繰り返させる必要はありません。

20 構音の能力と感音難聴との間には何か関係はありますか？

　感音難聴があるということは、音への感受性と聞き取りの良さが半永久的に影響を受けるということを意味します。これは一般的には内耳の異常か、内耳から脳への神経経路の異常が原因です。

　その結果、聴覚障害の人に伝えられた情報や話しことばが、聞こえの障害の程度によって影響を受けます。一般的には聞こえの障害の程度については次のことを調べます。

- ■個人が情報を聞くことができる音の大きさ。デシベル（dB）で表します。
- ■聞くことができる周波数や音の高さ。ヘルツ（Hz）で表します。

　例えば、子どもの聞こえを調べた時、ある子どもは低い周波数の音は聞こえても、高い周波数の音は聞こえていないかもしれません。

　なぜ発音の発達にデシベル〔訳注：音の大きさ〕や周波数レベル〔訳注：音の高さ〕が重要なのでしょうか？　それは第一に、子音や母音はそれぞれ独自のデシベルと周波数レベルから成り立っているからです。その２つの指標を合わせたものがオージオグラム──個人の聞こえの程度を表すグラフ──です。周波数とデシベルのレベルを軸として、それぞれの子音が記入されています。

　例えば、もし子どもが2000ヘルツから6000ヘルツの60デシベルの感音難聴（60デシベル以下の音は聞こえていないレベル）なら、その子は"th" "s" "f" "t" "k"の音を聞くことが難しいしょう〔訳注：日本語では「か行」「さ行」「た行」などです〕。ほとんどの子音は250ヘルツから2000ヘルツの間

で50デシベル以下で発音されるため、これらの指標をみると、感音難聴は発音やおしゃべりの発達に悪影響を与える可能性がわかります。また、なぜ伝音難聴が発音の能力に影響するのかについてもオージオグラムからわかります。

親はどうすればいいの？

　もしお子さんに難聴の疑いがあるなら、耳鼻科医か言語聴覚士にお子さんの聞こえの程度をできるだけ早く評価してもらってください。

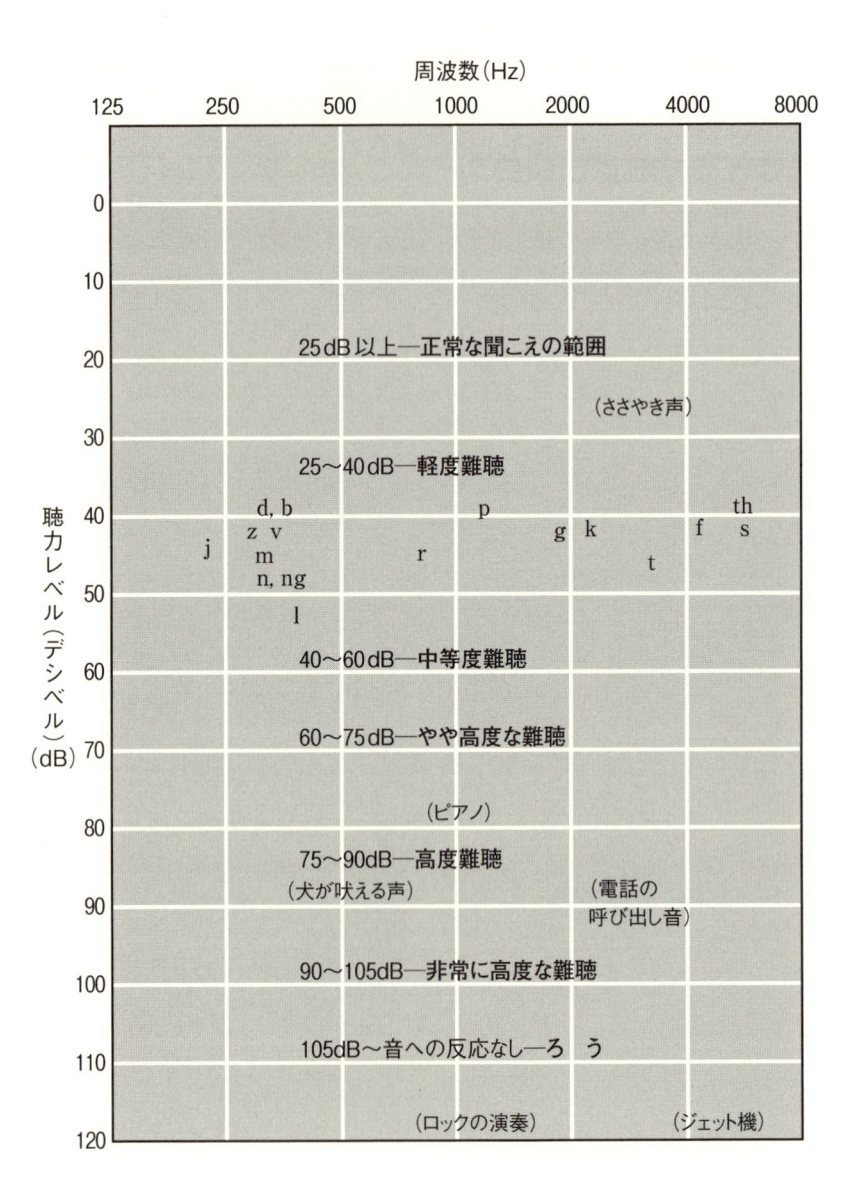

周波数(Hz)							
125	250	500	1000	2000	4000	8000	

聴力レベル(デシベル)(dB)

- 0
- 10
- 20　25 dB 以上―正常な聞こえの範囲
- 30　　　　　　　　　　　　　　　　　（ささやき声）
- 40　25〜40 dB―軽度難聴
  - d, b　　　　　　p　　　　　　　　th
  - j　z v　　　　r　　　g　k　　f　s
  - 　　m　　　　　　　　　　t
  - 　　n, ng
- 50　　l
- 60　40〜60 dB―中等度難聴
- 70　60〜75 dB―やや高度な難聴
- 80　　　　　　　（ピアノ）
- 90　75〜90 dB―高度難聴
  - （犬が吠える声）　　　（電話の呼び出し音）
- 100　90〜105 dB―非常に高度な難聴
- 110　105 dB〜音への反応なし―ろ　う
- 120　　　　　　　（ロックの演奏）　　（ジェット機）

第3章

聞くこと、聴覚情報の処理

聴覚情報の処理とは、音やことばを外耳で最初に探すところから、音が聴覚の神経経路を伝わって脳に届くところまでの、聞いたり、正しく理解したり、聞いた情報に対して何らかの反応をする能力のことです。

21 私の子どもは、私が何かするように言うと聞いてはいるのですが、まるで聞いていないかのように振る舞います。この子の聞こえには問題がありますか?

お子さんが正しく聞いていないと疑われる場合、言語聴覚士や耳鼻科医がなんらかの音の伝わりの問題(中耳や外耳で音の伝わりが邪魔される)〔訳注:伝音性といいます〕や感音性の音の伝わりの問題(神経のダメージ)を除外するための検査をお子さんに行います(付録B(p.144)を参照してください)。しかし単に聞いていない、または指示にしたがえないというのは、必ずしもお子さんが聞こえないということではありません。

検査の結果、もし聞こえのしくみ(外耳・中耳・内耳の機能)にともなう問題がない場合は、お子さんはもっと脳に近い部分の聞こえの神経の機能が十分でない(中枢性の聴覚の情報処理の問題)ということになります。聞

こえの神経機能が十分でない場合は、末梢性〔訳注：外耳・中耳・内耳で音が直接伝わる部分〕の難聴の有無に影響を与えます。そして、正しく理解している、または聞いた情報を分析しているということと、音や話しことば、雑音を聞くということとは分けて考える必要があります。

親はどうすればいいの？

　もしお子さんの聞こえまたは聞いていることを理解する能力に問題があると感じるようなら、末梢性の難聴の可能性を取り除くために、言語聴覚士や耳鼻科医の検査を受けることが一番良いと思います。そして聴覚の情報処理能力を評価してもらうために、言語聴覚士に相談してください。私の経験では、聴覚の情報処理の能力はもっとも見過ごされてしまうものの1つです。しかしその能力は、ことばの発達や勉強に対して一番大きな影響を与えます。もしあなたが聴覚の情報処理能力の問題を疑うようでしたら、言語聴覚士に適切な評価をしてもらってください。

22　聞こえと聴覚情報の処理の違いは何ですか？

　大まかに言うと、お子さんに話しかけると、音としての情報は最初に外耳に届き、そして中耳（感染症にかかる、または体液がたまってしまう場所）へと届きます。その情報は、音の信号が聞こえの神経—脳への経路—に音が伝えられる場所である内耳へと送られます。いったん脳に信号が伝えられると、聞き手は送られてきたメッセージや情報を理解します。「聞こえ」のしくみとは第一に、末梢または外側の構造のことで、外耳・中耳または内耳を含みます。そして、情報はそこから聴神経を経由して脳へと伝えられます。

　聴覚情報の処理は、正しい情報を認識し、信号や音の表す意味を見つけ出すことです。音の信号が内耳から大脳皮質へと聴覚の神経経路を伝わっていく時、私たちは聞こえた信号に意味を見出すことができます。した

がって、情報の処理にいくつかの問題がある場合は、一般的には内耳が信号を脳へ送り出したあとの神経で、その問題が生じることになります。音の信号が脳への聴覚の神経経路を通る時、または大脳皮質のレベルでいったん情報を受け取った時に、その処理の障害が起きる可能性があります。その結果、末梢レベル（さまざまな音の大きさで異なる周波数の聞こえの敏感さに関して）の難聴は持っていないことが共通した特徴となります。しかし一方で、他の人の話から聞いた情報を認識し、理解することが難しくなります。

親はどうすればいいの？

　お子さんが言われたことをわざと聞いていない時、親はとてもイライラするものです。しかし詳しい検査をしてみると、お子さんは自分の能力を最大限使って聞こうとはしているものの、内耳から脳まで情報が伝わる間にその情報が失われてしまっているのかもしれません。ただし、子どもが聴覚情報の処理に障害があろうとなかろうと（難聴はない場合で）、子どもに話しかける時、親はよく考えて注意して行動することが重要です。注意すべきこととは、

1. **まず最初に、お子さんの視覚的な注意を引くようにしましょう。**やさしくお子さんの腕に触り、「お母さんを見て。そしてよく聞いてね」と言います。それから話しはじめます。

2. **気が散らないように注意しましょう。**お子さんと話をする前に、テレビやラジオの音や、その他の雑音を小さくしましょう。まわりから聞こえてくる雑音は、あなたが言おうとしていることばの邪魔になります。そしてお子さんがそれらの雑音を聞かないようにするのは大変なことです。

3. **お子さんの近くで話をしましょう。**もしあなたが台所でお皿を洗っていて、お子さんは隣りの部屋でテレビを見ている場合や、もしお子さんに何かするように言って、お子さんが「なに？」と反応した場合

は、最初に話したことすべてをわかってもらおうとは思わないでください。

4. **あなたの話すことばの長さや複雑さをあなた自身で注意してください**。一度に3つの指示を言われるより、1つの指示の方が非常にわかりやすいものです。それに、たとえお子さんに同じことを期待するにしても、あなたはより少ないことば数でより簡潔にものごとを表現することができるはずです。そして、いつも同じように指示がわかるでしょう。例えば、「2階の自分の部屋に行って、オモチャを全部片づけてね。オモチャはみんな床の上にあるからね。手を洗面所で洗った後に、オモチャが壊れていないか、きれいか確認して。それから1階に下りてきてテーブルを片付けてね。晩ごはんはもうほとんどできているのよ」などと言うことは可能かもしれません。しかし意味は同じでも、長さと複雑さを減らして言うことはできます。これはメッセージの核となる要素を選び出すことで可能となります。したがって、同じような内容を次のように言うこともできます。「よく聞いてね。オモチャを片づけて。手を洗って。それからテーブルを片づけてね」。もしお子さんが3つの指示を一度に聞くことができない場合は、指示を2つに減らします。2つの指示が分からないようなら、指示する内容は1つに減らします。お子さんの情報処理の能力に合わせて話をすることと、お子さんの様子を手がかりにすることが、いつでも重要になります。

5. **聴覚を使わないコミュニケーションの方法で理解力を伸ばす**。もしお子さんが聴覚からの情報処理が難しいようなら、異なる方法を使ってコミュニケーションを取ることはとても有効です。お子さんに何をすべきか言う時に、目で見えるものを使ってあなたの気持ちを伝えましょう。例えば、ある親は何をすれば良いのか、お子さんに対して毎日同じことを繰り返し言わないと、家の中で役割分担した手伝いをなかなかしてもらえないかもしれません。このような場合は、必要な道具の絵が書いてある図や表が役立つでしょう。したがって、もしお子

さんが毎朝布団をたたむ、歯をみがく、イヌにえさをやる必要があるなら、親は太陽の絵をつけた表を縦に作り、そこに布団・歯ブラシ・イヌの絵をくっつけます。夜の手伝いは、月か星の絵をつけて別の表を作り、手伝う内容を表した絵を貼りつけます。そしてあなたが子どもに何かをするように言う時に、絵が記憶の助けになるようにお子さんを絵の前に連れて来て、それを見せながら話をします。

　最後に、もしあなたがお子さんに何かをしてもらおうとして、話の後に視覚的な手がかりを与えることができるなら、それはとても有効な方法といえます。やや複雑で新しい手伝いをさせようとする場合には、特に良いでしょう。年長の子どもには、より細かい手順を書き出してあげるととても役立ちます。特にあなたが複雑で細かい内容を説明しようとする時にはなおさらです。中学生から高校生には、教室でテープレコーダーを使うのも役立ちます。特に最初の授業で視覚的な手がかりがほとんどない場合は、とても役立つでしょう。

23　聴覚情報の処理に問題がある子どもはどんな様子ですか？

　親がよく訴えるもっともイライラすることは「子どもが話を聞かない」というものです。親はしばしば、お子さんにわかってもらうために何度も何度も同じことを繰り返さなければならなかったり、言いたいことがあったのにあいまいにせざるを得なかったと訴えます。よく耳にするもう1つの問題は、何かをする時にお子さんの集中力や注意力が足りないというものです。特に騒音や雑音のある場所ではなおさら足りなくなると訴えます。その結果、お子さんが言われたこととは全く違うことをして、情報が混乱し順序が間違ってしまう様子を見ることにもなりかねません。

　多くの本が成人の失語症（脳が何らかの損傷を受けてことばの能力に

障害がある状態)の情報処理のパターンに焦点を当てていますが、私はブルックシャー(Brookshire)の研究が子どもたちに応用できることに気がつきました。子どもの聴覚的な情報処理のパターンはいろいろな形を取りますが、一般的には次のようなパターンを示します(ブルックシャー(Brookshire), 1974, pp.3-16)。

記憶力の問題：情報量が増えると、このような子どもの情報処理の能力は減少します。例えば、その子にとって6個の単語からなる2つの命令文よりも、10個の単語からなる2つの命令文の方が難しいでしょう。文の長さは命令の複雑さよりも重大な問題です。

受け入れられる情報の容量の問題：このような子どもは同時に情報を受け取ったり、処理したりすることが苦手です。例えば、何かを言う時、私たちのほとんどは会話中に、相手が言っていることについて考えたり、アイデアを思い浮かべたりしています。このタイプの問題を持つ子どもは、自分自身で意味を見出し、結論を導き出すために、情報を受け取ってから、その情報を頭の中で処理するまでの十分な時間が必要となります。

雑音の蓄積：より多くの情報が与えられると、このような子どもの活動性は低下します。このタイプの問題を示す子どもは、しばしば最初の段階で与えられた情報を処理しますが、会話が進み、内容の複雑さが増すと、まるでその子の情報の処理装置の能力が限界を超えてしまったかのような状態になり、停止してしまいます。

時間がかかる：このような子どもは、言われたことの最後の部分は理解しますが、最初に言われたことは忘れてしまいます。それはまるで処理装置が情報を受け取る前に、準備体操の時間が必要であるかのようです。

ときどき途切れる聴覚認知：このような子どもの情報の処理装置は、動いたり停止したりします。その結果、その子は断片的な情報を受け取ります。したがってその多くがその子にとって意味のないものになります。その子は反応しないか、奇妙な反応をするか、または部分的にしか反応しなくな

ります。

親はどうすればいいの？

親は子どもにみられるパターンに基づいて対応することが可能です。ここにいくつかあげてみます。

記憶力の問題：子どもが聞く文の長さが問題になるので、単純に文の長さや指示を短くします。複雑にならないように注意し続けることが必要です。

受け入れられる情報の容量の問題：このような子どもには、情報を受け取り、処理するための十分な時間を与えましょう。情報を処理し行動を起こすまでの時間や機会が与えられるなら、多くの子どもは自分の能力を発揮することができるでしょう。経験的には、情報を繰り返し伝える前に、少なくとも8秒から10秒待つことが有効です。この待ち時間は、大人にとってはだらだらした印象を受けるかもしれません。しかし情報処理のために時間の延長が必要な子どもには、成功するか失敗するかの分かれ目となります。

雑音の蓄積：雑音の蓄積の程度は、使われることばの複雑さとしばしば関係があります。お子さんと話をする時、話の複雑さ（例えば、すぐに実行できることから時間がかかることまで、同時に複数のことをこなすように指示する、非常に細かなことにまで言及したり、考え自体が複雑すぎること）に常に注意してください。そして、何を話されているかわからなくなったと思ったら、相手の話を止めるようお子さんに教えてあげてください。この方法では、お子さんは常にコントロールされた状況にあり、お子さんの情報処理の仕組みに負担をかけすぎないようにするならば、お子さんは会話を続けることができると感じることでしょう。

時間がかかる：このタイプの問題をかかえる子どもは、情報を受け取る前に、いくつかの準備がなされていることが必要です。この状況ではヒントは重要です。例えば、お子さんの手や足に触ったり、あなたの顔の表情か

ら視覚的な手がかりを得たり、「ちょっと見て。聞いて。準備はできているね。お母さんの言うことをよく聞いてね」と言ったりします。そして伝えたいことを言います。この方法では、お子さんが情報の最初の部分を忘れるとしたら、おそらく聞いた内容よりも用意されたヒントの方を忘れることになるでしょう。

ときどき途切れる聴覚認知：このタイプの問題をかかえる子どもは、ときどき会話を止めてボーッとしているように見えるかもしれません。このようなことが起きた時は、お子さんを身体的に揺り動かしてお子さんを元の状態に戻しましょう。お子さんの身体の位置を変えてもらう、違うイスに移動してもらう、または立ってもらいましょう。これはお子さんの意識が途切れそうになることを防ぎ、話の本筋に戻れるよう援助することになります。しかし、このような様子は、ときどきけいれんや発作のようなもっと重大な医学的なシグナルであることもあります。神経内科や身近な小児科ですぐに相談してください。

24 もし私の子どもに聴覚情報の処理の問題がみられる場合、この子は注意欠陥障害（attention deficit disorder）でしょうか？

　注意欠陥障害（Attention deficit disorder、以下ADD）〔訳注：日本語では「注意欠陥/多動性障害（AD/HD）」と呼ばれることが多いようです。なお、英語本来の意味からは「欠陥」というよりは「不足」または「不完全」「少なめ」といったニュアンスの方が近いと思われます〕は、内科医や教育診断専門医〔訳注：日本では該当するものはありません〕、心理学者、または言語聴覚士に限らず、適切な専門家を含んだチームによってのみ診断されます〔訳注：日本では、小児科または小児精神科で診断されることが多いようです〕。もし子どもがADDと診断されたら、薬物治療によって症状はしばしば改善し

ます。

　ADDがすなわち聴覚の情報処理の問題を意味しているわけではありません。ADDと診断された子どもは、一般的にADDにみられる症状の1つとして聴覚の情報処理に問題がみられます。しかし、もしお子さんが聴覚の情報処理に問題があると診断されたとしても、それはお子さんがADDであるという意味ではありません。多くの子どもや大人が、ADDではないものの聴覚の情報処理に問題を持っています。

親はどうすればいいの？

　お子さんに聴覚の情報処理に重篤な問題がみられるようなら、それはADDよりももっと重大な問題を含むかもしれません。それは以下のようなことが含まれます。

- ■やらなければならないことに集中するのが難しい。
- ■情報や指示を、ある程度以上長い時間をかけて余裕を持って処理し続けるのが難しい。
- ■長い、あるいは複雑な情報の理解が難しい。
- ■後ろから聞こえてくる雑音や家の外の音、何かの動きですぐに気が散る。
- ■非常に活発である。

　もしお子さんがADDではないかと疑う場合は、専門家の適切な診断を受ける必要があります。近くの小児科医や言語聴覚士に相談しましょう。

25　聴覚情報の処理の問題は、学校での活動にどんな影響を及ぼしますか？

　子どもが聴覚の情報処理に問題があると診断された場合は、教師は次のような行動を教室で見ることになるでしょう。

長く複雑な指示にしたがうことが困難。これは課題を理解したり、やり遂げたりするためにしたがうべき一連の指示について、いくつかの研究で証明されています。このような子どもは、論理的な順序で情報を並べることもしばしば困難です。例えば、成功するために一連の順序を必要とする科学的な実験があるとすると、このような子どもは段階1を終わらせ、次に段階3まで飛んで、そして段階2に戻るといったような傾向があります。もし指示が文字で書かれ、また絵やグラフで描かれているなら、子どもにとってはとてもわかりやすくなります。

注意の持続時間の減少。多くの教師からよく受ける訴えの中で、子どもが集中しなければならない時に教室の中をキョロキョロして落ち着かないというものがあります。注意が足りないと、教師が最初に言ったことをしばしば正しく実行することができません。ほとんどの子どもはあることについて理解できないと感じた時、他人がしていることをじーっと見ている傾向があります。

目の前にある雑音で注意が散漫になる。聴覚の情報処理に問題のある子どもは、いろいろな雑音の中から重要なメッセージを聞き分けることがしばしば困難になります。その結果、すべての情報が情報処理の仕組みに流れ込み、子どもはそのメッセージを解読することがとても難しくなってしまいます。

課題達成が困難。もしこのような子どもが、最初に与えられた指示をすぐに実行できないようなら、その指示を繰り返してもらうこと以外に課題の達成は困難でしょう。

教師の質問に不適切な、または奇妙な反応をする。そのような子どもは、聞いたことを本来の意味とは少し異なって解釈してしまう可能性があり、その時は間違ったまま行動してしまうでしょう。例えば、もし教師が「今日のお昼ごはんは何を食べたの？」と尋ねた場合、その子は「私の犬はホットドッグが好きなの」と答えてしまうかもしれません。

親はどうすればいいの？

　教師は、教室でお子さんの情報処理の手助けをすることができます。このことを知っておくだけでも親にとっては大いに助けになるでしょう。ここに教師のためのガイドラインをまとめておきます。

1. 授業中に教師を見続けていられるように、教室の前方にその子どもを座らせます。これは視覚から入る情報で気が散らないようにするためにも有効です。教師とその子の間に多くの子どもが座っていれば座っているほど、その子の気は散りやすくなるでしょう。

2. 教師が黒板に指示を書く時、できる限りその子の目をじっと見つめましょう。

3. 何かの説明や質問をする前に、いつもその子の注意を引きつけましょう。

4. 視覚的にも聴覚的にもその子の気が散りそうなものは取り除きましょう。これには入口や窓の近くに座らせないということも含まれます。

5. 最初の1回でその子が情報を理解していないようなら、指示を簡単にしましょう。指示の長さを短くしたり、より簡単な用語や考え方に代えてみたり、または一度に与える指示の数を減らしましょう（すなわち、もしあなたが2つのことを指示しているなら、1つに減らします）。課題を細かく分割し、段階ごとに書き出してあると、読むことができる年長の子どもにとっては役に立つでしょう。

6. 正しく指示を実行するために、子どもに聞こえた通りに繰り返し言ってもらいましょう。ことばを正確に繰り返させる必要はありません。しかし、話の内容や情報の正確さには注意しましょう。

26 聴覚的な情報処理に問題があると、ことばの発達にどのような影響がありますか？

　私たちは多くの感覚の経路〔訳注：視覚、聴覚、触覚など〕を使ってことばを学習します。しかし、初期の学習方法は耳からの学習——私たちが自分のことばを自分で聞くように、私たちの周囲から聞こえることばのパターンを聞くこと——です。もし聴覚的な経路で情報処理がうまく働かない場合は、発達または理解されるはずであることばの受信(理解)面の質だけでなく、そのことばの発信(表現)面の質にも影響を与えるでしょう（ことばの受信(理解)面というのは、私たちが見たり聞いたりした内容を理解する能力についてのことです。ことばの発信(表現)面とは、表現または話をする内容についてのことです）。ことばの能力について言うと、私たちは、容易に理解していることのみをことばで表現することができます。したがって、もし子どもが言われたことを理解し、情報を処理することが苦手な場合は、その子は自分を表現することも同じように苦手でしょう。

　このようなお子さんからは、話すことが苦手で、談話の能力（会話の能力）が低い子どもたちの典型的な様子がみられます。私が過去数年間に数百人の学童を評価した時に、聴覚的な情報処理の能力の高さと発信する(話す)能力との間には強い相関がみられました。同時に情報の理解と整理が苦手な子どもは、順序よくわかりやすく話をすることがしばしば苦手でした。そして談話または会話で、話を続けたり整理したりするのがしばしば困難になったり、話の内容が限定的になったり、具体的な話が少なくなり、話のまとまりや一貫性がなかったり、そしてときどき論理性や用語の適切さが欠けたりしました。

　簡単に言うと、もし子どもの情報処理の能力に問題があるために受け取る情報が整理されておらず、その子にとって意味がないと感じられたら、それに対する子どもの反応は子どもの問題をそのまま反映することになるでしょう。この話しことばのまとまりのなさは、ときどき書きことばにも反映されます。私たちの考えやアイデアは、話しことばと書きことばの両

方から反映されてきます。話しことばも書きことばも表現する能力——一方はおしゃべりによるもので、もう一方は文字によるもの——です。もし私たちの考えやアイデアがまとまりのないものであるなら、話しことばも書きことばも表面的なものになるでしょう。

親はどうすればいいの？

　もしお子さんがことばの問題に加え、聴覚の情報処理に問題があると思われるなら、きちんとした評価をしてもらうために言語聴覚士の援助を求めましょう。もし聴覚の情報処理に問題があると診断されたら、質問22と23の「親はどうすればいいの？」の欄を参考にしてください。具体的にはその状態によって変わりますが、聴覚の情報処理をともなう年齢相応のことばの発達をうながすために、身近な言語聴覚士に家庭で行えるプログラムについて尋ねてみてください。

27 もし私の子どもが聴覚情報の処理に問題があると診断された場合、その子の問題は成長するにしたがってなおりますか？

　これは多くの親にとって共通の関心事です。しかし、答えることはなかなか難しいものでもあります。成長するにつれて、しばしば聴覚の情報処理の能力は改善されます。そして神経の仕組みは、子どものさまざまな経験とその仕組みを使うことによって、その能力と技能を獲得していきます。私の経験と観察から言えることは、小学校で診断されて、中学校まで関わった子どもたちの多くは、聴覚の情報処理の能力が改善していました。しかし同じ学年の子どもたちと比べると、同じレベルには達してはいなかったかもしれません。

　現実には、親が自分の子どもの能力が改善するのではと期待するのはわかりますが、一方で根本にある問題はなかなか解決しないかもしれませ

ん。したがって、子どもが問題に対して、どのように代償的な方法(例えば、教室でテープレコーダーを使ったり、すべての情報を書き取ったり、情報を整理する方法を採用したりすること)で解決を図れば良いのかということと、子どもの長所や基本的な学習の方法、とりわけ視覚的なものを利用するということを、早い時期から教えてあげるということが重要です。このことは聴覚の情報処理の精度を上げるために一貫して視覚から情報の提供をすることにもなるかもしれません。最後に重要なのは、子どもがそのような診断をされたからといって、知的な面に問題があるとは単純に思わないでください。聴覚の情報処理の問題は漠然としており、すべての年齢、人種、性別、教育歴に影響を及ぼします。

親はどうすればいいの？

今まで述べてきたことに加えて、お子さんの長所に焦点を当て、それを最大限引き出してあげることが大切です。明らかな問題がみられている時は、お子さんが生まれつき持っている小さな才能をついつい見過ごしてしまいがちです。聴覚の情報処理に問題がある多くの子どもは、実は将来建築家や芸術家、科学者、または教師になるかもしれません。一生懸命にやることと、ダメな部分にこだわらずにいろいろな手段を使って課題を成し遂げることが重要です。

28 私の子どもはときどき私の質問や指示に対して不自然な反応をします。まるでその子が全く違う質問に答えているかのようで、答えとしては適切ではありません。どのように対応すれば良いですか？

これは前の質問と同様に、どの程度情報が正しく脳の中で処理されているのか、ということに関係があります。お子さんの場合は、耳から得られた情報が聴覚の神経経路を通っていくうちに大部分が失われ、ほんの少し

の情報だけを処理した、ということができるかもしれません。もしこのようなことがよくみられるなら、その子の反応はその子が聞いた通りのものを反映していると言えるでしょう。もしお子さんが誤った形で意味のない情報を聞いたならば、その子の反応は意味のないものとなるでしょう。例えば、もしあなたが「あなたの靴はどこにあるの？」と尋ね、その子が「私は学校に向かって歩いているの」と答えた場合、私はその子が自分で処理している情報は何かと質問することになるかもしれません。

一方、もし聴覚の情報処理に問題がみられないようなら、お子さんは語用論的な問題がある可能性があります。一般的に、このことは異なるコミュニケーションの状況における社会的に適切なことばの使い方の欠如と関係があります。例えば、もしお子さんが、ある少年が自転車から落ちてひどくひざを擦りむいたのを見て、母親が迎えに来るまで泣いている少年をずっとからかっていたとしたら、お子さんは語用論の素晴らしい方法：すなわち毎日の生活で役に立つような形で、情報をどのように受け入れ、どのように処理するかを、恐らく学んではいないことになるでしょう。コミュニケーションが行われる社会的文脈〔訳注：その場の状況に対して適切に行動するための情報のことです。例えば、夜に「おはよう」とは言いませんし、「こんど行こうね」と言われて1～2時間後、または翌日に一緒にでかけるという意味では必ずしもないことを理解したり、またレストランで大声で「うんちー」とは言わないというのも、その場の状況を理解した上での適切な行動ということになります〕が重要になります。もし適切に社会的な文脈を読み取ることができるなら、その状況に応じて社会的にも受け入れられるようなことばを適切に使うことが可能ですし、語用論的な心配は生じません。

親はどうすればいいの？

きちんとした評価を得るために、言語聴覚士に相談しましょう。聴覚的な情報処理の問題を調べるためには、最初に難聴の可能性を除外することが重要です。もし難聴も聴覚的な情報処理の問題もないようで、語用論的な言語の問題があるようだと診断された場合は、語用論的な言語の能力を

働かせるために、言語聴覚士に家庭練習用のプログラムについて尋ねてみてください。お子さんに話しかける時に（短めに、あまり複雑な指示を避け、視覚的なヒントを使うなど）、あなた自身の行動に注意を向けるためのアドバイスにしたがってみてください。

29
私の子どもは何かをするように頼まれると、まるで思い出せなくなったかのような態度をよくみせます。しかし、昨年の休暇中のできごとは思い出すことができます。これはどういうことでしょうか？

　これは、長期の聴覚的な記憶と短期の聴覚的な記憶の違いから起こります。ご質問の例では、長期の聴覚的な記憶のほうが短期の記憶よりも良いということが言えます。聴覚的な情報の処理は記憶と密接な関係があります。短期の記憶は情報をすぐに思い出すことに関係します。長期の記憶は過去のある時点のできごとを思い出すことに関係します。

　短期の記憶の問題は、情報をすぐに繰り返したり思い出したりする能力だけでなく、指示を正しく覚えておいて適切に実行する能力にも影響があります。このような問題がある子どもはまた、指示された内容の順序やその詳細を思い出すのも困難になります。その結果、ことばや句、または重要な詳細を省略したり、違うことばで置き換えたりするかもしれませんし、とても混乱してしまうかもしれません。例えば、あなたがお子さんに「牛乳を飲んで、ネコにえさをやって、そして庭に水をまいてね」と言った場合、お子さんはネコに水をやり、牛乳を飲んで、その他のことは忘れてしまうかもしれません。

　聴覚について効率の悪い情報の処理と弱い記憶力の間には、しばしば微妙な違いがあります。ある子どもは適切な情報処理の能力を持っていても、短期の記憶力は不完全なままかもしれません。しかし一方で、他の子どもは適切な聴覚的な記憶力を持っていても、情報処理の能力は不完全か

もしれません。また別の子どもは両方の能力とも不完全かもしれません。ここで覚えておいていただきたいのは、情報処理と記憶はからみ合っており、一方の問題は他方へも影響する可能性があるということです。

親はどうすればいいの？

　情報を思い出してもらう援助法があります。親が、「選ぶ」、「覚えておく」、「思い出す」という3つの重要な考え方をお子さんに最初に教えなければなりません（ストリチャートとマングラム（Strichart & Mangrum），1993, pp.8-12）。

1. **選ぶ**：私たちは毎日とてもたくさんの情報にさらされています。覚える価値のあるメッセージを選ぶことが重要です。

2. **覚えておく**：容易に情報を思い出すことができる方法を選びます。その方法は与えられた状況に対してもっとも適切なものを選びます。
   ■**想像すること**：お子さんが覚えようとしていることを心の中に思い描いてもらうと、役に立つことがあるでしょう。例えば、どこかへ行こうとして目的地までの道順を覚えようとする場合、目的地に着くまで途中にあるいくつかの目印に沿って自転車に乗ったり、歩いたりしている自分の姿を想像してみます。
   ■**結びつけること**：これは記憶を呼び起こす方法として、ある項目が別の項目に関係づけられたり結びつけられたりします。例えば、もしその子どもが、イヌ・ネコ・シャツ・ネズミ・靴のような項目のリストを覚えなければならない場合、その子にすべての動物を1つのグループにまとめ、残りをもう1つのグループにまとめるように教えます。これはより簡単に覚えられるように、それぞれのグループごとにより少ない構成数で2つのグループに分けることで全体の項目数を減らします。
   似たような方法としては、チャンク化〔訳注：チャンクとは、何らかの情報のまとまりのこと（御領ら, 1994, p.62）〕というものがあります。もし子どもがある電話番号を覚えようとしている場合、その番号を

バラバラの数字の寄せ集めとしてではなく、いくつかのかたまりの集まりにすることで電話番号を覚えやすくすることができます。例えば、278-4800という電話番号は、27-84-800とか278-48-00のように暗唱することができます。数字を小さなグループに分けることで記憶を助けます。

■**応用すること**：実際の生活に近い課題やできごとに即した経験の方が記憶されやすいものです。例えば、掛け算の考え方は、子どもが機械的に学ぼうとするよりは、4つの袋に何個のみかんを入れるかと考えて掛け算を使う方が覚えやすいでしょう。

■**繰り返すこと**：お子さんに情報を繰り返し言ってもらい、見てもらい、そして書いてもらいます。これらの3つの方法を同時に使うことが、記憶を保つためにもっとも有効です。

■**記憶を助ける工夫**：頭字語〔訳注：いくつかの単語の頭文字を組み合わせて、1つの単語のように読むことばのこと（例えば、ユネスコ（UNESCO）、東工大（東京工業大学））〕、略語〔訳注：ことばの一部を省略して簡略化した単語や、ローマ字の頭文字を並べただけのもの（例えば、スト（ストライキ）、高校（高等学校））〕、韻を踏むことや、またその他の道具がしばしば記憶を助けるものとして使われています。例えば、もしあなたが髪を切り、友だちと昼ごはんを食べ、そして図書館に行くことを覚えていたい場合、あなたは頭字語の方法で、cut, eat, libraryを表したCEL（セル）ということばを作ることができます〔訳注：日本語で言えば、美容院・食べる・図書館の最初の文字を使って「びたと」のようにします。また五七五のようなリズムをつけたり、語呂で覚えたりするのも1つの方法です〕。記憶を助ける工夫の多くは、ほとんどの子どもにとって使うことが難しすぎます。年齢の小さな子どもにはあまり使わない方が良いでしょう。

3. **思い出す**：この段階では、個々の子どもはある一定期間情報を覚えていることができます。使われていない情報はすぐに記憶から消えてしまうため、テクニックはそれほど簡単ではありません。子どもが一定

期間覚えていられるようにするための方法として、主に3つの段階があげられます。
■覚えるために情報を読み返します。
■情報を読み返した後にただちに大きな声で言います。これは口頭リハーサルとも呼ばれます。
■キーワードや略語を使って情報を書き直します。

　一定期間覚えていられるように、上記の3つの段階を繰り返し行ってみてください。覚えなければならない情報が長ければ長いほど、これらの3つの段階を繰り返す期間は長くなります。

30 自分の子どもの聞き取り能力と聴覚的な情報処理の能力を伸ばすには、どのようにすれば良いのでしょうか？

　聞くことの能力を高めるためには、良い手本を見せることからはじまります。練習することなしにお子さんの聞き取り能力や聴覚的な情報処理の能力を伸ばそうと期待してはいけません。毎晩テレビを見たりテレビゲームをすることは、ある程度はお子さんの視覚的な能力や手と目の協調運動の発達に役立ちますが、聞き取りの能力を伸ばすことになるかどうかは疑問です。

　子どもが教室にいる時、もしその子が最初から情報を受け取れていない場合、その後の教師の指示はうまく伝わっていかないでしょう。そして、もし子どもが小学校に上がるまでに適切な聞き取りの能力が発達していない場合は、学校の授業ではかなりの支障をきたすかもしれません。

　もしあなたがお子さんに教室できちんと話を聞いて欲しいと思うなら、まず家庭でお子さんに話をきちんと聞くように教えてあげてください。これは、受身的な役割から自分から進んで話を聞くことができるようにうながす活動からはじめます。そして継続的に、より複雑なものに対処できる

ように聴覚的な情報処理の能力を徐々にきたえます。

親はどうすればいいの？

　まずは聞くことも含んださまざまな能力を理解してあげてください。「継続は力なり」です。私たちは皆、練習することで多くのことが上手になっていきます。子どもがテレビを見ている時、その子は視覚的な方法（見る）と聴覚的な方法（聞く）から情報を得ています。しかし、画面ではしゃべっている全てのものについて映像をともなうため、テレビは私たちに集中して聞くようには求めてきません。したがって、もし何かを聞き漏らしても、テレビで放送されている番組を見続けていれば、聞き漏らしたものが次第にわかるようになるまでにそれほど多くの時間はかかりません。聞くことから得られる重要な情報より、私たちは見ることで得られる情報の方に頼る傾向があります。

　またテレビを見ても、実践的な聞く能力と情報処理の能力を必要とする、人との交流の機会は提供してくれません。聞く能力と情報処理の能力を使うためには、会話において聞き手と話し手の役割を担える2人かまたはそれ以上の人との間のコミュニケーションや情報のやりとりが必要になります。あなたがお子さんに話をしたり、お子さんの話を聞く機会があるなら何でも利用することが重要です。もし子どもがまだ小さい場合は、真似できるとても良いお手本がそばにあるなら、その子はまるで大人が振る舞っているかのように、良い聞き手と良い話し手になるでしょう。

　ここで強調してもしすぎることのない、親へのお勧めのものは本です。本は聞く能力や情報処理の能力を高めるだけでなく、ことば自体や読み、書き、そして記憶の改善を可能にすることにもなります。お子さんが将来物理学者になろうと、芸術家になろうと、または機械整備士になろうと、これらの能力なしにはお子さんの成功は難しいでしょう。毎晩大きな声で本を読み聞かせてあげましょう。登場人物やできごと、問題やその解決法についてお子さんに質問してください。もしお子さんが全体を通して本を読んだ後にお話の要点をつかむことができないならば、1ページまたは1段落進むごとに止まって、どのくらいの内容をお子さんが理解できたかを

確認するために質問をしてみましょう。

第4章

ことばのこと

　ことばとは、情報が話や身振りによって表現（発信）されるかどうか、理解（受信）されるかどうかにかかわらず、人から人へ情報を伝えるために使われてきたルールやシンボルの複雑な組み合わせのことです。

31　ことばの発達にとって重要な生後数年間に、子どものことばが適切に発達しているかどうかがわかる一般的なガイドはありますか？

　ことばの能力の発達は、理解（受信）することばと表現（発信）することばに分けられます。第3章にも書きましたが、理解（受信）するためのことばは、話されたことを理解する能力に関係があります。表現（発信）するためのことばは、私たちが何かを表現したり、話したりすることに関係があります。

　生後12カ月間では、子どもを取り囲む環境を認知する能力は、理解（受信）するためのことばの能力に強く影響を与えています。子どもはその能力を通して自分のことばの知識の世界を形作ります。ことばを生み出すために、子どもたちはある種の認知能力を発達させていなければなりませ

ん。この認知的な注意力または知識は、子どものいる環境において人や物との交流を通して育まれます。そのため、ことばの発達ガイドA(p.93〜)では、ことばを理解（受信）するいくつかの能力は、認知的な行動として読み替えることが可能なようになっています。

　ことばの発達という点からみると子どもは、ある考えやことばを表現するためには、ずっと前から、その考えやことばを理解している必要があります。したがって、もしあなたがお子さんに「ボール」と言って欲しかったら、まず最初にお子さんに遊びや会話を通じて、またはいろいろな状況で何回も何回もそのことばを言って聞かせることで、そのことばが示すものが何かを理解させてください。お子さんがことばに対して十分な理解がある場合のみ、そのことばを使う準備ができているといえるでしょう。そしてこのことは、少なくともことばの音を作り出すためにだいたい正しい位置に舌を動かすようになる、といった子どもの発音やおしゃべりのパターンが適切に発達する時期とも重なります。

親はどうすればいいの？

　ことばの発達ガイドAを利用する際は、お子さんがあることばをしゃべる以前にそのことばを理解しているかどうかをもう一度確認してください。ただし、そこにある発達の道のりを示す図表は一般的なガイドでしかありません。また、理解しておいていただきたいのは、例えば、11カ月や12カ月ではなく、14カ月で最初のことば〔訳注：初語のことです〕をしゃべったとしても、そのことだけでことばを話すことが難しいと判断されるわけでもなく、また障害があるという意味でもないということです。最後にここでもうひとつ強調しておきたいのは、ことばの発達にとって最初の5年間はとても大切だということです。これは将来への強固な基礎を築きあげる時期でもあります。この時期にお子さんと過ごした時間の質はもとより量が将来の学習の能力を伸ばすための前提条件です。ことばの発達ガイドA、B(p.93〜)を参照してください。

32 もしことばの能力を伸ばすことが難しい場合は、どのような部分に影響が出やすいものですか？

　子どもが最初のことばをしゃべる時、基礎となることばを生み出す力は次のようなものと深く関わっています。それは意味論的、文法的、形態論的、そして語用論的能力です〔訳注：日本語の場合も、基本的には英語と同じ上記4つの基礎が必要です〕。意味論はことばの意味や内容、そして使われることばの範囲に関係します。文法は文の中のことばの順序に関係します。形態論は単語のなかで意味をもつ最小の単位に関係し、複数形（bookに対してbooks）、動詞の時制（jumped、jumping、will jump）、冠詞（the、a、an）、前置詞のような品詞も含まれます〔訳注：動詞の活用形（四段活用など）、接頭辞、接尾辞なども形態論に含まれます〕。語用論は子どもが自分で学んできたことばをどのように適切に使用するかということに関係します。例えば、質問に対して社会的にふさわしくない反応は、語用論的に問題があると考えられるかもしれません。例文をみてみると、

　親：マクドナルドで何が食べたい？
　子：ハンバーガーとフライドポテトと……朝ごはんにマクドナルドには行かない！
　親：どうして？
　子：えーと、わたしね、ニュージャージーでよく寝ていたの。それにホテルによく行ってたんだけど、そこでは朝ごはんは食べなかったの。サンドイッチを1つ食べたのは知っているわね？　それはペンシルバニアにいた時のことよ。

親はどうすればいいの？

　もしお子さんのことばに問題がある場合は、親はそれをどのように知ることができるでしょうか？　ことばの発達ガイドA、B（p.93〜）を使う時、いくつかの項目を見てください。相応な時間の枠の中でほとんどの能力が発達していますか？（最初のことば（初語）の月齢、2語発話〔訳注：2語文

とも言われます。「大きいイヌ」「ママちょうだい」のように単語を2つ合わせたようなことば〕など） 特に1歳になった後に、理解（受信）または表現（発信）のためのお子さんの現在の語彙はどのくらいありますか？ 特に現在の年齢レベルでは、聞いて理解する能力はどの程度ですか？ 生まれてからことばに影響を及ぼすような要因（脳性麻痺、難聴）はありますか？ 最後にもうひとつ注意することがあります。それは、多くの子どもたちが経験することばの誤りは、発達していくプロセスの一部であることを理解してください。例えば、子どもが「家に帰った」と言うかわりに「家に帰る」と言っているからといって、そのことだけでは、ことばに問題があると心配する理由にはなりません。また、子どもたちが新しいことばを覚える時は、すべてのものの名前を「一般化しすぎる」〔訳注：例えば、「ニャンニャン」ということばをネコだけでなく、イヌやウサギにも使う〕ことは、子どもたちにとっては特に不思議なことではありません。したがって、子どものまわりにいるすべての男の人は「パパ」になり、子どもが見るすべてのイヌは、その子の家のペットと同じ名前になります。これは正常な発達上のプロセスです。しかし、もしお子さんがことばを学んでるようにみえなかったり、相応な年齢の発達範囲外（ことばの発達ガイドA、Bを参照してください）ではないかと疑いを持つ場合は、言語聴覚士に相談してみてください。

33 子どもの語彙を増やすために親にできることはありますか？

　子どもの話しことばは、10〜14カ月の頃に最初のことばがみられることからはじまります。しかし、前にも書きましたが、子どもの理解（受信）することばの知識や理解はそのずっと以前からはじまっています。最初のことばを作り出す作業は、次のような要因に依っています（デール（Dale），1976, p.7）。その要因とは、そのことばは何なのかを理解していること（理

解(受信)するための知識)、継続して自発的にそのことばを使うこと(単純に大人のことばを真似するだけではない)、そして子どもが使うそのことばは、大人のことばの一部である(例えば、大人は「ねこ」と言うかわりに「わば」とは言わないでしょう)ことです。初期のことばはいつもほとんどが1または2音節で、通常は子音と母音の組み合わさったものです。そして他の人から話しかけられた時に、発音が目で見やすい子音("p(ぱ行)"、"b(ば行)"、"d(だ行)"、"t(た行)"、"m(ま行)"、"n(ん)")からはじまることばです。したがって「ママ」や「パパ」は初期のことばとしては共通によくみられるものです〔訳注:日本語環境で育つ子どもの場合、初期のことばは「マンマ」「ワンワン」「『イナイイナイ』バー」「バイバイ」「ブーブー」「ハイ」「ネンネ」「アイタ(痛い)」「ニャンニャン」などです(秦野, 2001, p.67)〕。初期のことばは"dog"の代わりに"gog"〔訳注:日本語では「いぬ」の代わりに「いん」と言うようなものです〕といったような、大人のことばに似ているものが多いのも普通です。

親はどうすればいいの?

お子さんの語彙を増やしてあげようとする時、次のガイドラインを参考にしてください。

1. **受信(理解)は発信(表現)より先にはじまる**:人々は自分たちの周囲の環境を耳から聞き、目で見ることでことばや語彙を学びます。私たちが子どもの聴覚、視覚、そして触覚の仕組みを絶えず刺激することで(その子どもと話をし、声を出して本を読み、その子のまわりのものに触って感じる経験をさせる)、子どもは、その子が接する世界の知識を獲得するでしょう。さらに、その子どもは私たちがことばで知っている複雑なコミュニケーションの仕組みを発達させるために、聞くこと、見ること、触ることを通じて、自分の周囲の世界に絶えずさらされていることが求められます。例えば、子どもの経験はことばを理解することよりも先に起きていることが重要です。そして子どもがある考えを適切に理解している場合にのみ表現が可能になります。し

がって、子どもが絵や物を表現する以前には絵や物を指さししたり、それを見分けたりする様子がよくみられるます。

2. **獲得したことばの種類**：この分野のことばの研究から、最初に発達する語彙の種類としては、一般的な名詞や人、場所、道具の名前がもっともよくみられます（例：「ボール」や「わんわん」）。「ママ」といった具体的な人物や「ポリー」といった具体的なペットの名前もよくみられます（デール（Dale）, 1976, pp.8-9）。

子どもの語彙の中で次によくみられるものは、「バイバイ」や「ちょうだい」「たっち（立って）」のような動作語です。修飾語（例：「赤い」「きたない」）や個人と社会をつなぐことば（例：「はい」「いいえ」「お願い」）はあまりみられません。

もう1つ言えることがあります。それは、もし子ども自身が何か行動できるものがある場合は、新しいことばを獲得しやすいのではないかということです。例えば、子どもが先ほど述べたことばの種類──その子が見つけ、脱ぐことができ、着ることができる──という理由で、単に「パンツ」や「オムツ」という単語よりは、むしろ「靴下」または「帽子」という単語を覚えるでしょう〔訳注：パンツやオムツはズボンやスカートを先に脱がないと脱げないため、靴下や帽子よりも手間がかかります。自分自身の力だけで容易にできるものの方が、子どもにとって理解しやすく、また覚えやすい傾向があります〕。また変化も重要です。それ自身が変化したり動いたりするもの（例：車、時計、動物など）は、名前を覚えやすいようです。しかし、どのことばを最初に覚えるかという点についていえば、子ども自身によってなんらかの変化を引き起こすことができるということがもっとも大きな影響力を持つ要因になるでしょう（デール（Dale）, 1976, p.9）。

3. **物 対 絵**：実物は、本の中の絵から新しいことばを教えるよりも常に勝ります。ことばをある物に対して使う時、子どもをその物に触れさせてみてください。ほとんどの場合、最初のことばは名詞です。そのため多くのことばが、家のまわりにあったり、子どもにとって興味の

ある物や具体的な経験であったりします。動作語の知識を発達させる時、遊んでいる間にその動作をジェスチャーや顔の表情で表すことは有効です。もしあなたがことばを教えようとして本を選ぶなら、カラー写真(絵より望ましい)があり、カラフルで、お子さんにとって身近なものや興味のあることに関係していることばが載っている本を選んでください。

4. **発達の程度**：ことばを教える時、特に、あなたがことばを教えるために絵本を使おうと決めた場合は、お子さんの発達の程度をあらかじめ知っている必要があります。例えば、もし本を見ることに興味を持ちはじめたばかりの10カ月のお子さんがいる場合には、3音節の単語〔訳注：例えば「たいこ」〕が含まれている本は選ばないといった具合です。目で見て簡単に区別できる音（"p(ぱ行)"、"b(ば行)"、"n(な行、ん)"、"m(ま行)"、"t(た行)"、"d(だ行)"）ではじまる単音節(1音節)の単語〔訳注：日本語では「め(目)」「て(手)」など単音節の単語はあまり多くありません。したがって「あめ」「まま」など2音節の単語でも良いでしょう〕が載っていて、お子さんに身近であり、お子さんにとってもっとも意味のある本を選んでください。しかし本が年齢の低いお子さんが得られるであろう、親や実物との交流、それらの環境の中での経験に取って代わることは絶対にできません。したがって、あなたが自分のまわりで見たことについてお子さんと話をしてあげることも大切です。このことは単に子どもにことばの手本を見せるということにとどまらず、将来のことばの発達や学業をうまく修めるためにも、重要な聴覚や聞こえの能力の発達を促すことにもつながります。

9〜10カ月以前は、子どもが自分で行動し直接影響を与えることができるオモチャ〔訳注：例えば「たいこ」。子どもが1人でたいこのばちを握り、たいこを叩いて音を出すことができます。叩くと音が出るというような、原因と結果が単純でわかりやすいオモチャが良いでしょう〕と、親と一緒に行う活動〔訳注：例えば「ブランコ遊び」や「キャッチボール」「食事」など〕について、ことばを増やすように注目してください。生後9カ月くらいまでは、子ど

ものまわりの世界に対して、積極的に聞き、見て、触ることによってその子が学習をしていく時期にあたります。子どもが感覚（聴覚、視覚、触覚）を通して自分のまわりにある世界に十分にさらされた場合のみ、子どもがその世界で経験したことについて表現しはじめることができるでしょう。オモチャを選んだり、それで遊んだりすることについて、そして生まれてからこの時期までの間、お子さんと話をしたりすることについて、ことばの発達ガイドAの前半が、あなたへのヒントとなります。ことばの発達に早すぎるということはありません。ここでは、ことばの発達をうながすために、次のようなテクニックを紹介しますので使ってみましょう。

1. **自分について話す**〔訳注：セルフトークとも言われます〕：あなたが何をしているか、どのようにしているかなどについて表現するために、簡単でわかりやすい話をしましょう。またゆっくりと話をしてください。

2. **活動しながら話す**〔訳注：パラレルトークとも言われます〕：お子さんが何かの活動をしている間、お子さんが経験していることについて話をしましょう。お子さんがやっていることについて話をするようにうながすのは良いのですが、お子さんに話をするよう強要しないでください。

3. **真似**〔訳注：イミテーションとも言われます〕：無理強いではなくお子さんが望んだ時に、あなたのしゃべる単語や句を真似するよう、お子さんをうながしてください。もっともっと真似をするようにうながしましょう。

4. **模範を示す**〔訳注：モデリングとも言われます〕：お子さんが何かを言う時はいつでも、何を言ったのかを詳しく解説しましょう。例えば、もしお子さんが「にゃんにゃん、かわいい」と言った場合は、「そうだね。白いにゃんにゃんだね。触ってごらん。柔らかいよ」と言うことができます。

5. **表現を豊かにする**〔訳注：エクスパンションとも言われます〕：もしお子さんが文法的に正しくないか、または不完全な表現をした場合、お子さんのことばを利用して、正しい表現で言い直します。例えば、もしお子さんが「犬走る」と言った場合、あなたは「そうだね。犬が走っているね」と言うことによって、表現をより広げることができます。

6. **話を引き出す**〔訳注：プロンプティングとも言われます〕：もしお子さんがあなたの質問にうまく答えられなかったら、質問を変えてみましょう。例えば、「メグちゃんは、どこに行ったの？」と言った場合、あなたは「メグちゃんが行ったのはどこ？」と言い直すことができます。

最後に、必要以上にことばをかけることでお子さんの要求を先回りして予想しないでください。もしあなたが、お子さんが何を欲しがっているか知っている場合は、たとえお子さんの表現が分かりにくくても、黙って聞いてあげてください。そして、お子さんの要求をすぐに受け入れないでください。単に欲しがっているものを指摘するだけでは、ことばの発達には役立ちません。お子さんが何かを話し、反応（例えば、声に出しながらのジェスチャーはすばらしいことです）しようとした後に、欲しいものの名前を言ってもらいます。あなたのことばを真似させる必要はありません。そうしてから、はじめてお子さんに目的の物やオモチャを与えてください。あなたの環境について——あなたのまわりで何が起きているのか、何があるのか——いつも話をするように心がけてください。歩きながら、「これは何？あれはなに？」と繰り返し質問する方法で話しかけるのは避けるようにしてください。ただし、他の方法と一緒に使われるのであれば有効です。

ほとんどの子どもは2つまたはそれ以上のことばをつなげて言うことができるまでに、少なくとも50個のことばを身につけています。しかし、子どもはみな違うものです。ですからお子さんが自分のペースで行動できるようにしてあげてください。そして子どものまわりの世界について自分で探索し学習するために、十分に有意義な経験と機会を与えてください。

34

私は、自分の子どものためにはじめて本を買おうと思っています。ことばの発達をうながすことが目的の場合、本を選ぶ際に何か役に立つアドバイスはありませんか？

一般的なルールは以下のとおりです。

- お子さんの発達の程度を知っていること。
- 経験しているものの方が受信（理解）をうながす。
- 受信言語（理解するためのことば）は、発信言語（表現するためのことば）よりも先に身につく。
- 名詞や動作語が他のことばよりも先に発達する。
- 写真や本物そっくりの絵が載っている本を選ぶ。
- 白黒のイラストよりもカラーのものを選ぶ。
- 子ども自身が行動し、影響を与えることができる項目がある本を選ぶ。
- 単音節のことばにこだわる（はじめて与える本に２つ以上の音節の単語は必要ない）〔訳注：日本語では２音節語を選んでもよいでしょう〕。
- 目で見てわかりやすい発音（"p（ぱ行）"、"t（た行）"、"m（ま行）"、"b（ば行）"、"d（だ行）"、"n（な行、ん）"）からはじまる単語を見つける。

親はどうすればいいの？

お子さんにはじめて与える本を選ぶ時はいつでも、次の項目について確認してください。

載っている絵は本物そっくりですか？ カラー写真はすばらしいですが、本物そっくりの絵が載っている本もたくさんあります。お子さんにアピールするものについて、自分自身の知識と判断を使ってください。より本物に近ければ近いほど良いでしょう。

各ページにはたくさんの絵がありますか？ あなたの目標はお子さんに

絵をたくさん見せることで、単に視覚的なものに気を向けさせることではありません。ただし、本をはじめて見る子どもにとっては、1ページあたり1つか2つの絵があれば十分です。

　本の中の絵や語彙はお子さんの発達にふさわしいですか？　それは簡単で適切ですか？　1〜2歳児が学習するにはふさわしい単語であっても、3〜4歳児にはふさわしくないかもしれません。はじめて本を見ている子どもにあなたが「とらっく」というものを教えようとする場合は、「のりもの」ということばの下にトラックの絵が載っている本を選ぶことで問題をややこしくさせる恐れがあります。その本がお子さんにとってはじめて出会う本であるなら、絵の下にその絵の解説が載っている本を使うことには疑問があります。なぜなら最初の本は、本に対して子どもが親しみを持つ助けになることが考慮されるべきであり、解説の部分は数年先まで必要ないからです。もしあなたが絵とその解説を子どもに見せたいと思うなら、お子さんの発達のレベルを考えてからにしてください。つまり、（カラフルな絵に添えてある）個々の文字に慣れ親しむことは、ことばの発達にとって役立つかもしれませんが、この時点で文字を読むことは目標にはならないと理解してください。

　お子さんの細かい動きや何かをつかむ能力はどうですか？　お子さんは自分のひざの上に本を乗せて、ページをめくることができますか？　子どもは自分でページがめくることができるような運動能力が急速に発達する以前から、本への興味を発達させています。それから子どもは本をめくることに気がつきます。だいたい6カ月頃、手のひらと指は大まかに物をつかむことに慣れてきます。親指と他の指が向かい合って（ある程度成長してからの運動能力）正確に物をつかむ能力は、まだ発達していないでしょう（普通は1歳前後）。したがって、生まれてから最初の1年は、指先を上手に使うことがまだ発達していない状態でも扱えるような本を選びましょう。厚紙でできた本は便利です。特に子どもが何でも口に入れてしまう時や、何でもなめてしまう時には良いでしょう。また、大きくてかさばる本やとても小さい本よりはむしろ、約13cm×約18 cm（B6判）か約8cm×約

13cm（B7判）のサイズの本がこのぐらいの年齢のお子さんとってはより現実的でしょう。子どものからだが小さいからといって、本も小さなものにしなければならない理由はありません。

　子どもが注意できる範囲と視覚的な能力はどうなっていますか？　本の中の絵にお子さんは注目していますか？　それとも興味がないようですか？　ことばの発達ガイドA、B（p.93〜）を参考にしてください。8〜9カ月くらいの子どもは、だいたい1分ほどじっと絵を見ていることができます。10〜14カ月になってはじめて子どもは本を見て楽しめるようになります。そしてほとんどの子どもは14〜18カ月で本のページめくりを手伝います。

　絵や語彙はお子さんの経験に基づいて役立つように描かれていますか？
　私は、子どもにはじめて与える本としてよく見かける、10枚くらいの絵が描かれていて、そして車、お母さん、ベッド、イヌ、ボール、などといった似たようなテーマがダラダラと続く本を書店で見かけるたびに縮み上がってしまいます。もしこれらのもの（項目）がお子さんにもっとも意味のあるものなら、これはこれで良いでしょう。しかし多くの場合は、そうではありません。あなたがお子さんに対してできることは、お子さんが何に興味があるかを最良の形で判断することだけです。したがって、あなたが次のようなことを実行することでお子さんのために手作りの「子どもがはじめて出会う本」を作ってみることをお勧めします。

1. お子さんが好きなもの（項目）の写真（カラー）を選びます。人や動物、そして子ども自身が操作し影響を与えることができる物や、ゼンマイのオモチャのように操作した後にそれ自身が変化する物はより良いでしょう。家族やペット、好きなオモチャ、服（オムツやセーターよりも、靴下や靴は子どもにとってはよりわかりやすいでしょう。したがって子どもにはじめて与える本にはよく載っています）も含まれています。写真を撮る時、背景で気が散りそうなものは最小限にします。例えば、もしあなたがテレビの上にある好きなオモチャの写真を撮

場合、あなたはテレビやオモチャというものについて解説しますか？（解説はあまり必要ありませんよね）

2. 1つの項目の中で基準にあったことばを選ぶようにしてください。しかしそれは単音節（1音節）のものであって、2音節のことばはやめましょう〔訳注：日本語では2音節の単語を使ってもあまり問題はありません。ただし、「パパ」「ママ」「てて（手）」など同じ音を繰り返すことばの方がわかりやすいと思われます〕。単音節語をしゃべろうと準備している時期には、お子さんにとってそれはより難しいかもしれません。特にもし単語の最初の音がもっとも見てわかりやすい発音（"b（ば行）"、"p（ぱ行）"、"t（た行）"、"d（だ行）"、"m（ま行）"、"n（な行、ん）"）からはじまる場合はより簡単だということを覚えておいてください。しかし、もしそのことばがお子さんにとってとても意味のあるものであれば、見てわかりやすい音ではじまっていない場合であっても、作ろうとしているその本に加えてください。

3. カラー写真を撮り、1ページごとに1枚の写真を貼りつけてください。なるべくなら厚紙かボール紙を使いましょう。より扱いやすい大きさ（例えば、15cm×15cm）に紙を切るのも良いかもしれません。その紙に穴をあけ、ノートやバインダーにとじ込みます。写真の保護や、写真が濡れた場合にお子さんの指が写真に含まれている薬品に触れないようにするために、ページごとにビニールでカバーするのも良いでしょう。

4. まずは10～15個の単語を選びます。それはお子さんが指さしをしたり、名前を言った絵や物が良いでしょう。あなたが絵を見ながら、まずは子どもにその絵を見せたり聞かせたりしましょう。そうすればお子さんに一定期間その絵をじっと見せた後、あなたは子どもに「○○はどこにあるの？」と聞き、それを指さしてもらうことができます。子どもが継続的にある考えを理解しているなら、それを表現するためのことばの扉が次第に開かれていくでしょう。

5. 実物で遊ばせる方が簡単なのに、なぜ家の中で子どもの好きな物から本を作ることが重要なのかと疑問に思う人もいるかもしれません。実物はことばを発達させるためには必要ですが、本の中にそれらの物を登場させることで、子どもが発達の次の段階に移動するための準備ができます。本は見た目の違いを区別する能力や注意を向けられる範囲を広げます。そしてもっとも重要なことは、聞くということを教えてくれることです。子どもは成長するにつれて、こうした能力がますます必要になります。

　最後に、種類ごと（家具、服、食べ物、色など）にきちんとまとめられている絵本を見るにつけ、世間一般では、子どもの初期の語彙はこのように種類別に発達すると信じられている、ということが不思議で仕方がありません。あることばを定義することは、確かによく整理された方法かもしれませんが、少し考え方が狭すぎると思います。もしあなたがお子さんにこのようなことばの定義を教えたいと思うようなら、物語のなかにこの考え方を導入している本を選ぶようにしましょう。少なくともこの方法では、関係のない独立した絵が連続しているものよりも、意味のある文脈のなかで語彙が使われることになります。お子さんとお子さんの興味があるものに対して役立つ、意味のあることばを再確認しましょう。より大きく分類されたグループ（カテゴリー）によって〔訳注：「イヌ」→「動物」→「生き物」というようにより大きなグループにすることです。これは徐々に具体的ではなくなります〕ことばを教えるのではなく、子どもの理解している世界のなかで重要なことは何かを教えてあげてください。もしあなたが作った本の中できちんとことばを整理しようとして焦ってしまう場合は、前述した提案にしたがって、お子さんの世界と経験に基づいたオリジナルの本を作ってください。

　結論として、ことばというものの発達の連続性の大切さは決して忘れないでください。多くの本には名詞だけの絵や動詞と前置詞の目的語としての名詞の働きがわかる絵、色、形、反対語の絵——同じ本の中ですべて——が載っています。名詞それ自体をはじめて子どもに与える本の中に載

せることは確かに可能ですが、上記の考え方は多くの子どもにとって適切です（ことばの発達ガイドA、B（p.93～）を参照してください）。

> **35** 私は子どもに毎晩寝る時に本を読んであげようと思っています。この時間にできることで、ことばの発達をうながす良い方法は何かありますか？

　生後1年以降は、本やお話への関心が急速に高まります。多くの親がお子さんと過ごす夜に読み聞かせの時間をとっていますが、これは理解力、話しことば、語彙、そして情報の記憶という点でことばの能力を発達させる絶好の機会となります。

親はどうすればいいの？

　多くの物語の基礎となる重要な要素は、そこで使われていることばです。もしあなたがある絵本を使っている場合、お子さんは絵の中の物の名前を知っていますか？　子どもがそのことばの知識がないまま、その物語について子どもなりの解釈で話すことはやはり難しいでしょう。

　まだ本と出会っていない子どもには、ことばの発達をうながす目的で、ことばのない絵本を強くお薦めします。最初はお子さんと一緒に本に一通り目を通し、載っていた絵について話をしましょう。絵の中にあった物の名前や出来事、登場している人や物、動物の気持ちや感情について話をしましょう。明確な物語のはじまりや途中、そして終わりの部分とともに、すべての重要な詳細や活動、登場人物が含まれているか確認しながら、本の最初の部分からはじめて、起こっていることについて自分なりの物語を作りましょう。

　年長の子どもにとっては、上記のことに加えて絵を使って物語を読んだ後（子どもは聞いているだけ）、ページごとに見直して何が起きているのかを質問します。質問することで理解力と記憶力を確認します。例えば、

第4章　ことばのこと

「このお話に出てきた人の名前は何だった？」
「お話の中では何が起きたかな？」
「お話のなかで〇〇（登場人物）は何をした？」
「お話はどうなって終わったの？」
「もし〇〇（登場人物）だったらどうする？」
「このお話を聞いてどう思った？」

　これらの質問は何年も本を読んできた子どもにするとより適切で、良いことばの使い方を身につける機会になります。

　もしお子さんが話の内容を覚えることが難しい場合は、話をいくつかに分割すると良いでしょう。一度話の全体を読んだ後、何を読んだか質問をします。もしお子さんにとってまだ難しいようなら、さらにページごとに話を分割します。1ページを読み、その内容について質問をします。お子さんに強制はしないでください。お互いに話を共有していると、あなたにとってもお子さんにとってもきっと楽しい時間になるでしょう。もしそれがドリルの練習のようになってしまったら、お子さんに積極的に聞いてもらえるよう、話をただ読んで聞かせるだけの段階に戻りましょう。

　もしお子さんが6歳以上なら、その本をよく読ませてオリジナルの本を作りましょう。お子さんがそれぞれのページの出来事をバラバラに描くだけで終わらないように確認してください。それは話の本筋からずれないように作られていなければなりません。子どもが絵本から、または記憶から話をする時、その話は一般的に物語の核となる部分を含みます。ほとんどの子どもが小学校の低学年になる頃までに物語の核となる部分を作ることができます。その物語の核となる部分とは次のようなものです。

　話の筋となる物語のはじまり、経過、そして結末

　話が起きている背景

　登場人物

　問題点やジレンマ

問題を解決するような試みや行動の計画

行動を試みた結果

全体的なテーマや教訓

　年長の子どもの書く能力を伸ばそうとする時、話しことばは書きことばを助けるために使われます。もし子どもが自分の物語を書くことが難しい場合、例えば書きはじめる前に言いたいことを声に出して話すと助けになるでしょう。もし子どもが言いたいことをまとめることが難しい場合は、最初にその情報を書き出すと良いでしょう。

　年長の子どもにとって役に立つもう1つの練習は、その物語からいくつかの語彙を選ぶというものです。そしてその子が元々使っていた語のかわりに同意語（同じ意味のことば）を使って物語を書き直します。また、反意語についても話をします。物語から適当にことばを選び、その反対の意味を決めます（例えば、「強い」は「弱くない」という意味）。あなたが答えても良いですが、お子さんに辞書を使うよう教えても良いでしょう。

　最後に、もし毎週お子さんが単語のつづりを学んでいるような場合は、この本は語彙を増やし上手に話をするための良い機会と考えましょう。まず、そのつづりを勉強している単語を使って文を口頭で言います。次にそれを使った文を書き出します。このように口頭で言うことと書き出すことで、つづりを勉強しているすべての単語を使って短い物語を作ってみてください〔訳注：物語は漢字で書いてもひらがなで書いても構いません。その子の学習のレベルに合わせて、強制しないことが重要です〕。

36　生まれたばかりの赤ちゃんのことばを育てるために、親に何かできることはありますか？

　新生児や子どもがことばを学ぶ時、すべての感覚（聞く、見る、触るなど）

は、最初から完全に使える状態だと考えられています。もしそうでない状態なら、どの分野についても生後1カ月という早い時期から親を援助するための早期対応（介入）プログラムがあります。

初期のことばの発達は、まわりの環境の変化に自分の感覚を合わせるということからはじまります。これは視覚や聴覚、触覚の能力の微調整を含みます。乳児の聴覚の仕組みは、最初の1カ月はすべての音について反応するようになっています。そして2カ月目には人の声に反応するようになります。徐々に乳児は長い時間をかけて人の声に意識的に反応するようになります。そしてだいたい2カ月から3カ月目には音がする方向に目が向くようになります。

この時期（2～3カ月目）に子どもは、話し手の目や口を見るようになります。これは、コミュニケーションの基礎として必要であり発達上重要な出来事です。3～5カ月の間に、乳児は徐々に目で（音の方を追うようにして）音の方をじっと見ることができるようになります。そして生後6カ月になるまでの間には、体に触れるものを探し、同じ場所を触ることで触覚の刺激に集中できるようになります。このように生後半年間は聴覚、触覚そして視覚の仕組みは最初から備わっており、より複雑なコミュニケーションの方法を操作する能力も発達させていることが明らかになっています。

親はどうすればいいの？

親はどのように乳児の感覚器官を刺激してあげれば良いのでしょうか？

乳児の聴覚を発達させるために、親は生まれた瞬間から子どもに話しかけることが大切です。乳児はことばを理解する能力が未発達だからといって、コミュニケーションする能力がないと単純に考えてはいけません。生後数カ月の乳児は、あなたがしゃべる時はあなたの顔を見ますし、楽しければ喜び、不快なら泣き、また異なる声や音を意識して聞いたり、何でも口の中に入れたりすることで、ことばがなくてもコミュニケーションを取っています。

それぞれの感覚（聞く、見る、触る）は、子どもが自分の環境からより多

くを学ぶために必要なフィードバックや情報を与えてくれます。親としてあなたはそれらの感覚を刺激するようなものを与えることが大切です。もし乳児が何の刺激もない環境に置かれたら、視覚、聴覚、または触覚のうちいずれかについて、コミュニケーション能力の減少という重大な結果を招くでしょう。

したがってお子さんと話をし、お子さんに関係するいろいろな種類の音を繰り返し聞かせ、くうくう言ったり、バブバブと繰り返したりしてお子さんと話をしましょう。もしお子さんが十分に理解できなくても、歌を歌い、子守歌を繰り返し、簡単な詩や物語を読みます。また、あなたが話をする時にお子さんがあなたの顔を見ているか確認してください。オモチャやゲーム、本、さまざまな体験を通じてお子さんに見て触れる刺激的な環境を与えましょう。そして乳児は口に入れられる物は何でも入れてしまうことで、自分のいる環境について、とても多くの知識を得ています。したがって年齢に合ったオモチャを選んでください。

また、質問31を参考にしてください。感覚の仕組みはいつもことばを発達させる能力に本能的に結びついています。そしてその認知と受信（理解）の前提条件は、強力なことばの土台作りに欠かせません。

37 忙しい毎日の生活の中で、どのようにことばの能力を伸ばしてあげれば良いのでしょうか？

毎日の生活の中でことばを学習していく上でもっとも効率的な方法は、お子さんと交流することがことばの学習の機会ととらえることです。この方法では、あなたはもうすでに起きていることを説明するための、実際に自然な状況を使っています。子どもが学んでいる状況はわざとらしく、むりやり時間を割いたものであるというよりも、より自然で実際に存在するかのようであることがもっとも重要です。以下のすべての提案は、文で話ができる子どもを対象に書かれています。

親はどうすればいいの？

　次のそれぞれの分野でことばの能力を育てるために、自然な状況を利用することができます。

　問題を解決すること：あなたは高速道路を走っており、パンクして道の片側に車を寄せて止まっている男の人を見ていると仮定します。そこで次のような質問をお子さんにしてください。

　車が止まっちゃったね。ほら、あのタイヤがぺちゃんこだよ。パンクしたようだね。その人はパンクを直すことができるかな？

　パンクしたタイヤを新しいタイヤに取り替えるといいかもしれないね。でも、もしその人が新しいタイヤを持っていなかったらどうするかな？

　どうしてパンクしたのかな？

　（パンクしたタイヤは修理できないものと仮定して）もう一度空気を入れたらタイヤは膨らむかな？

　またパンクしてしまうかな？　パンクしないようにできるかな？　どうしたらいいだろうね。

　問題を解決し、前向きに考え、原因と結果の関係を理解させるために、このような質問によってお子さんにことばを積極的に使わせることができます。いくつかの研究から行動上問題をかかえている子どもや若者は、ただ単に問題解決の能力が発達しておらず、問題を解決するための方法を親から教えてもらっていないということがわかっています。このようなタイプの質問は、解決すべき問題があり、新しい解決方法を作り出さなければならないさまざまな状況下で使うことができます。

　談話と話しことば：子どもはことばで表現する能力を発達させるにつれて、言語聴覚士が談話と呼んでいる、会話の能力が上達します。談話には多くの異なる能力が必要です。子どもの話しことばでは次のようなことが

求められるでしょう。

- ■適切な語順、文の長さ、文法。
- ■適切なことばの使用。
- ■聞き手が混乱しないような十分な情報。
- ■正確な情報。
- ■新しい考えに移る前に考えることやテーマが完了する。
- ■乱暴な口をきいたり悪口や俗語を言ったりしないというような、与えられた環境や状況において社会的に適切なことばを使う。
- ■修正や話の途切れ、ためらいがあまりないように適切に表現をまとめる。

　それがスポーツであろうと、音楽の演奏や絵を描くことであろうと、他の多くの能力と同じように表現するためのことばは練習して繰り返すことで上達します。話しことばの課題練習だけで、子どもの能力全体を向上させることができるのはもちろんのこと、このような練習を通して子どもの自尊心も劇的に回復させることもできるでしょう。ことばの発達をうながそうとするなら、質問33（模倣をする、表現を豊かにするなど）で示したテクニックを使うと良いでしょう。

　より小さな子ども（6〜7歳以下）では、自分たちの作った物語を声に出して読むように指導するために、文字のない絵本を使います。全体のまとまりや登場人物、活動の描写、整理され一貫性のある出来事、そして適切な用語を見つけてください。

　8〜9歳以上の子どもでは、教室での発表や劇、話し合いや議論をするグループに積極的に関わるよう勧めます。私たちの多くが人前で話をすることを怖がりますが、練習することでストレスや不快な感情がかなり和らぎます。

　語彙：読書好きになるように、小さい頃から本を読むようにうながします。学校の成績が良い子どもは、高い読解の能力を持ち、本の世界に自分の気持ちを広げることでその能力を高めています。そのような子どもは、

親に教えてもらって本と読書が好きにはなりますが、小学校に入学する時に急に好きになるというものでもありません。あなたが話している時に、長い時間十分に集中してあなたを見ていられようになる幼児期の頃にはすでに、本や読書を好きになっているものです。

　あなたとお子さんにとって、新しいことばを覚えることが遅すぎるということは絶対にありません。例えば、毎週お子さんがつづりを勉強するために家に単語を持ち帰る場合、つづりを勉強するためだけでなく、お子さんがその単語の意味をきちんと理解しているかどうかをチェックしてあげられますか？　書き留めたり、声を出して読み上げたりすることでその単語を使ってもらい、そしてその単語の意味をあなたに話してもらってください。同じことを意味することばについて話をしてください。もし「大きい」ということばなら、それは「巨大な」とか「広い」などの意味もあるとお子さんは知っていますか？　お子さんは「大きい」の反意語は「小さい」「ちっぽけな」などであると知っていますか？

　お子さんに読書の宿題がある時、使われていることばの意味を理解していますか？　あなたがお子さんに話を読んで聞かせてあげる場合は、使われている文脈に沿って適切にことばの意味をつかめていますか？　お子さんと、読んで聞かせている話に出てくることばについて話し合ってください。なにごとも確認が必要です。

　聞くことと聴覚の情報処理：人とのコミュニケーションにおいて、テレビがそれに取って代わるということはありえません。たしかにすばらしいテレビ番組はありますが、会話をする時、私たちが行っている聞き手と話し手の役割を担うことは不可能です。

　もしあなたがお子さんに高いレベルの聞く能力を身につけて、学校でその能力を発揮してもらいたいと思うなら、聞くという機会を与えなければなりません。学校が休みの日と放課後に毎日テレビばかり見ているようでは、その能力を身につけようとしても無理でしょう。さらに、あなたがお子さんの話を聞いてあげられる時間を毎日の生活の中であまり取れないにもかかわらず、お子さんに対して、あなたの言うことをきちんと聞いて欲

しいなどと思わないでください。少しでも多くの時間を取ってお子さんと過ごし、話をし、お子さんの言うことを聞いてあげてください。あなたとお子さんが過ごす時間は、最良のテレビ番組よりもはるかに優れているでしょう。

文法と統語：もしお子さんのことばづかい（文法）が誤っているなら、あなたはとても心配になりますか？　このような心配というものは、子どもの文法上の誤りの頻度や、どの程度までお子さんとコミュニケーションをしようとするかという関わりの深さによっても大きく変化します。多くの子どもたちにとって、特に6歳以下の場合は文法的な誤りは発達上のプロセスの1つです。例えば、もしお子さんが「行った」の代わりに「行く」と言っていたり、「食べた」の代わりに「食べられる」と言ったりした場合は、完璧な発音を求めるよりもむしろ単純に正しいことばを聞かせてあげてください。簡単に「そうだね。その男の子はサンドイッチを食べたね」とか「あら、メグちゃんの言ったのはその男の子がサンドイッチを食べたということかな？」と言ってください。もしあなたが問題はもっと大きいようだと感じるなら、言語聴覚士に相談してください。ことばの発達ガイドA、B（p.93〜）は、お子さんの文法的な問題がより深刻なものかどうかを判断するための助けとなるでしょう。

38　鼓膜に入れるチューブ（PE tube）は、ことばの発達にどのような影響がありますか？

　耳の感染症や中耳炎、どのように耳にチューブを入れるのかという点については、質問17により詳しい説明がありますので参考にしてください。
　耳にチューブを入れること自体に特に問題はありません。特に3歳前までの重要な期間には、ことばの発達や発音の能力に対して、実際に感染がみられたり体液がたまったりする場合には有害になる場合があるため、注

意が必要です。しかし「親と教師はことばの発達について滲出性中耳炎の影響をそれほど心配する必要はない」（グリービンクら（Grievink et al.），1993, p.1011）とはっきりと言っている研究もあります。ただしこの研究者たちは、自分たちの結果についてはうのみにせず用心するべきで、「滲出性中耳炎がことばの問題を生み出す要因の1つかどうかを決めるためにはさらなる研究が必要だ」とも指摘しています（グリービンクら（Grievink et al.），1993, p.1011）。

　したがって、ことばの発達に対する中耳炎の影響についてはまだ結論が出ていないと考えてください。しかし、特にことばが発達する時期には、ことばに決定的な影響を与えていると思われるかなりはっきりとした症例が依然として存在しています。チューブを耳の中に置いておくことと、それによってことばやおしゃべりの能力に出る影響との関係については、多くのいろいろな要因がかかわっています。中耳の感染症の重症度と頻度、感染症にかかっている時間、そして発症した時期などです。例えば、3歳で慢性的な耳の感染症に頻繁にかかっている場合は、鼻風邪にかかっている7歳の子どもよりは、ことばやおしゃべりについて問題になりやすいでしょう。3～5歳はことばやおしゃべりの能力の発達にとって、より重要な時期の1つと考えられています。そこでいくつかの問題が長引けば、正常な発達の妨げになるかもしれません。

　それでは、耳にチューブを入れたままにしておくということは、心配すべきことでしょうか？　私の考えではあなたが心配すべきことは、どのくらい早く治療をはじめるのか、その感染症はどのくらい重いのか、どのくらいの期間その病気が続くのか、そしてお子さんがどの程度の頻度でそれにかかっているのか、ということです。確かにこれらすべての要因は、耳にチューブを入れておくことが必要かどうかということと、どの程度の期間そのチューブを入れておくのかという点について大きく影響します。

　もし慢性的で何度も何度も耳の感染症にかかり、ことばの発達に影響を与えている場合は、どの能力が影響を受けるのでしょうか？　という質問も重要です。第一に考えられることは、発音への影響です。質問17を参考にしてください。これは、子どもが聞いている話しことばの音がゆがん

で聞こえているかもしれないため、お子さんが聞こえた通りにしゃべるようになります。また、ことばの能力の発達は、他のさまざまな分野でも遅くなるかもしれません。例えば、最初のことば（初語）をしゃべったり、2つの単語をつなげて最初の文を作ったりするのに時間がかかるかもしれません。文法も語彙の発達と同じように遅れる可能性があります。もしお子さんが文で話をすることができるなら、内容の複雑さは限られ、文全体の長さは短くなるかもしれません。

親はどうすればいいの？

　もしあなたがお子さんの中耳の感染症が進行していると感じた場合は、できるだけ早く医者にかかることが重要です。もしお子さんが耳の感染症に何度もかかっているなら、ことばの発達ガイドA、Bを使ってお子さんの発達を追ってみてください。あなたの心配している問題を整理し、実際には何が問題となっているのか、検査をしてもらうために言語聴覚士に相談するのも良いでしょう。

39　私の子どもはことばをよく知っており、よくしゃべります。しかしぶらぶらと歩き回り、考えにも一貫性がないため、この子の言っている意味がわかりません。その結果として、まったく意味のない行動を取っているようにみえます。この子には何か問題がありますか？

　ここでは談話に問題のある典型的なお子さんを取りあげます。談話は聞き手が何を言われたか理解するために、聞いたことばをうまく整理する能力に関係しています。しばしば談話に問題のあるお子さんは、聞き手に十分な情報を提供することができず、コミュニケーションはあいまいで漠然としています。例えば、

親：外に行くの？
子：ううん。ぼくね、ジャックとうちにいられるよ。うん、大丈夫……ジャックとうちにいるね。ぼくはうちで勉強する。ジャック、ジャックはうちにいるつもりだよ。ジルは外に行くよ。ジルは行った……そう……ジャックと色と一緒にうちにいられるよ。ジルは外に出るよ。

この例では、子どもは話を整理しわかりやすく表現することなしに単にとりとめもなく話しています。また違う例では、子どもは十分な情報を伝えることができません。

親：学校のことを教えて。
子：楽しいよ。
親：学校では何をしているの？
子：もの……何かもの。
親：どんなもの？
子：あのね。持ち物なの。

さらに、まとまりなく1つの話題から次の話題へ次々とジャンプしているような話し方をしており、話題の維持（最初から最後まである1つの考えにしたがうこと）は難しい場合もあるかもしれません。このような子どもは普通でない奇妙な反応をし、コミュニケーションの場面で不適切な行動を取るかもしれません。または状況にふさわしくない話し方をするかもしれません。最後に、言われたことを思い返す時いつも順序を誤ったり、言われたことへの反応が遅かったり少し間が空いたり、話をしている時にたくさんの挿入語（「うーん」「あー」）を使うというような行動から、系統立てて行動する能力の問題が明らかになるかもしれません。

親はどうすればいいの？

もしお子さんに上記のような行動がみられるようなら、ことばの問題があるかどうかを診断してもらうために言語聴覚士に相談してください。談

話に問題がある子どもは、しばしば同時に聴覚的な情報処理の問題を抱えています。したがって、もし子どもが何かをまとめたり、聞いた（聴覚の情報処理）情報を理解したりすることが苦手な場合は、発信（表現）／話しことばはその影響を受けているでしょう。それはまた情報を整理し、まとめることが苦手という意味でもあります。お子さんが聴覚的な情報処理に問題があるかどうか検査してもらうように頼みましょう。

40 一番上の子どもは最初のことば（初語）と文を早い時期に話しはじめました。しかし2番目の子どもは時間がかかっているようです。心配した方が良いでしょうか？

　この問題は、「時間がかかっている」ということがどういう意味なのかで話が変わってきます。もし2番目のお子さんが13カ月でまだ最初のことばを話しはじめず、また一番上のお子さんが最初のことばを11カ月で話しはじめたという場合は、比較しないでください。そして、ことばの発達ガイドA、Bを参考にしてください。もし2番目のお子さんと一番上のお子さんの発達が同じであると思うなら、本当に問題があるほどの差であるかどうかをこのガイドで確認してください。ほとんどの子どもは、発達にとって意味のある十分な時間枠の中で、自分のペースでことばを学んでいきます。すべてのきょうだいがみんな同じように発達する――特に男の子と女の子を比較する場合――と思わないでください。女の子はことばの発達においては年齢の低い時期からすばらしい発達をみせる傾向がありますが、男の子は女の子と同じような程度まで発達するのに、一般的には何年も余計にかかります。

　年が上のきょうだいが下のきょうだいよりも早い年齢でことばの発達がみられることはよくあります。なぜそうなるのか、多くの理由が考えられます。何人かの研究者は、親が心配しすぎることが原因ではないかと考えています。それは、最初の子どもが優れているということもあるでしょ

が、そのような親は少しでも早くことばが発達するように努力しすぎる傾向があるからです。そして2番目の子どもが生まれた時、親の期待はもっと現実的なものになっています。他の原因としては、もし年が上のきょうだい(特にことばを話せるきょうだい)がまわりにいる場合は、すべてのことをそのきょうだいがしてしまうような状況が起きやすいということがあります。もし年上の子どもが会話を牛耳ってしまう場合は、年下の子どもはその子のコミュニケーション能力を十分に発揮できる機会がより少なくなってしまうでしょう。レディネス〔訳注：行動や学習のために必要な発達上の前提条件のこと〕がカギになることを覚えておいてください。

親はどうすればいいの？

お子さんの現在の年齢を基準として考えた時、お子さんのことばの発達や行動が不適切でなければ、適切でないと感じ、ことばやおしゃべりの発達の仕方について、きょうだい間の違いをそれほど気にしないでください。もしことばやおしゃべりが遅いと心配でしたら、いつでも言語聴覚士に相談してください。

ことばの発達ガイドA
生まれてから5歳までの ことばの理解(受信)面について

　このガイドは「SKI-HIことばの発達尺度(SKI-HI Language Development Scale)」とアメリカ言語聴覚士協会のパンフレット「お子さんはどのように聴いたり話したりしていますか？(How Does Your Child Hear and Talk?)」をもとに作りました。文法発達の部分はクララ・ジェイコブス(Clara Jacobs)とキャロル・ピーターソン(Carol Peterson)の未発表の論文「構文構造の発達尺度(A Developmental Scale of Syntactic Structures)」(ノースウェスタン大学(Northwestern University), 1967)から採用しました。

　ここでは、子どものことばの**受信**(ことばの知識と理解力)の中でみられる、生まれてから最初の主なことばと文法、文の長さ、そして基本的なことばの概念の知識(概念)の発達を紹介しています。
　上のゴシック体で示されたパンフレットや論文は、ことばの発達の前もって必要な認知、つまりことばとつながる重要な前兆行動についてのものです〔訳注：このガイドはあくまで一般的な目安が書いてあります。したがって自分の子どもがこれに当てはまらないからといって問題があるとすぐには思わないでください。心配な場合は本書をよくお読みください〕。

生後2カ月までの間にみられる可能性のある様子
　■聞きなれた声を聞いたり、抱かれたりするとおとなしくなる。

- ■目の前のものの動きに興味を示す。
- ■なにかを予想したり、期待したりして喜ぶ(例:おっぱいの時間)。
- ■話し手がとても近くにいる時に何かを聞いているようなそぶりをみせる。
- ■大きい音や、突然聞こえた音や騒音にびっくりする。
- ■音や騒音が聞こえると動きが止まる。
- ■他人の声にじっと聞き入る。
- ■音源の探索や探知行動がみられる(例えば、音を探し出した時にみられる身体の動きやまばたき、顔の表情、または音源の方向への移動がみられる)。

2~4カ月まで
- ■話している間、話し手の唇や口、顔を見ている。
- ■おっぱいの時間や抱いてくれる時を予想させる音を理解する。
- ■母親とある音や活動を結びつける
- ■目の前の環境、特にある景色や音に気がつく。
- ■知らない状況や見慣れない人たちに対して敏感に反応する。
- ■怒った声や表情に動揺する。
- ■話し声を聞くと泣いたりぐずったりするのが止む。
- ■声に反応して話し声の主を目で探す。
- ■目で物を追うようになる(例えば、左右に、上下に、または不規則に目で物を追う)。

4~6カ月まで
- ■名前を呼ばれるとときどき振り返ったり、見上げたりするようになる。
- ■身近な人と知らない人の区別がつくようになる。
- ■音の出るオモチャに注目する。
- ■人の声の調子の変化に反応する。
- ■物を取り上げたり、活動を止めたりすると2回に1回の割合で「だめ

- だよ」という声に反応する（手を引っ込めたり、動きを止めたりする）。
- ■「ママ」「パパ」のようなことばの意味がわかりはじめる。
- ■新しい音（ドアのベル音、掃除機の音など）に、反応してまわりを見渡す。
- ■物の永続性に関心を示す（例えば、もしオモチャを全部、または半分隠すと、子どもはそれを捜しはじめる、またはそれが消えてしまったことに関心を示す。このような行動は10～11カ月までにみられるようになる）。

6～8カ月まで

- ■ジェスチャーをともなうことで（例えば、「バイバイ」とそれに合うジェスチャー）、ことばの意味を容易に理解できるようになる。
- ■ことばを聞いた時、いくつかのよく使われることばの名前を理解しはじめる。
- ■歌や音楽に反応しはじめる。
- ■家族の名前を聞いた時にその人がその場にいなくても名前を理解しはじめる。
- ■自分の名前を呼ばれるといつも動きが止まる。

8～10カ月まで

- ■簡単なことばの指示にしたがえるようになる（例：「バイバイ」と手を振る）。
- ■親に求められた時、大抵オモチャやものを渡すようになる。
- ■「だめ」ということばに反応して動きを止める。
- ■名前を言われた絵を1分間はじっと見ていられるようになる。
- ■気が散ってしまいそうな音や物があっても普通に話を聞いている。
- ■新しいことばを聞いて喜ぶ。
- ■原因と結果の関係に関心が向く（例えば、ゼンマイ式のオモチャを、どのように動くのかを確認するように近くでじっと見つめる）。

10〜12カ月（1歳）まで

- 注意を向けられる範囲が広がり、より長い間、人の話に耳を傾けることができる。
- 簡単な命令に対してより確実に従うことができ、「ボールをころがして」とか「お靴はどこかな？」などといった簡単な質問を理解できるようになる。
- 求められた課題への理解を示すような、適切な声をともなう反応がみられる（例えば、「パパと言って」と言われ、「（あいまいな発音で）パパ」と言う）。
- リズムやテンポに合わせて手や身体を動かしながら音楽に反応する。
- 目的達成のために手段を考えるようになる（例えば、棒や他の道具を使ってオモチャを取ろうとする）。
- ことばによる指示に対して、言われていることを理解して正しいジェスチャーで反応する（例えば、「ボールはどこ？」と聞かれて、ボールを指し示すことができる）。

12〜14カ月まで

- 名前を言われた絵を2分間はじっと見ていられるようになる。
- 親のリクエストに応じて、いつも親にオモチャを渡すことができる。
- 体の一部の名称を聞いて少なくとも1つは理解できる。
- 他人の感情を理解している様子がみられる。
- 毎週新しいことばを理解していく。
- 「ボールを取って」というような簡単な指示を理解できる。
- 絵を見て「赤ちゃんにキスをする」というような簡単な動作を理解できる。

14〜16カ月まで

- 多くの物の名前を理解する。そして名前を聞いた時にそれを指さしたり、じっと見たりする。
- 体の一部の名称を聞いて少なくとも2つは理解する。

- 簡単なことばによる指示を理解し、適切な行動をとることができる（例えば、隣の部屋から好きなオモチャを取ってくる）。
- 「わんわんはどこかな？」というような質問をされた時、絵をじっと見て指さしするようになる。
- 親がその場にいない時、1人になったことを理解できる。

16～18カ月まで

- 韻を踏んだことば遊びや音楽を聞いて喜ぶ。
- 2つ続いての（または続いていなくても）指示にしたがえる（例えば、「帽子を取って、それからかぶってください」）。
- ある同じ種類のもので、少なくとも4つ以上のものから2つ以上のものを認識して指さしができる。
- 子どもたちの身の回りのものの中で、ことばとそのカテゴリー〔訳注：同じ特徴を持つものの集まりのこと。例えば、「動物」「食べ物」など〕とが関連づけできるようになる。
- 本を見ることが楽しくなり、1人でページをめくるようになる。

18～20カ月まで

- 「私の」といったような所有の文法表現を理解しはじめる。
- 写真に写っている人や人形の体の一部分の名称を聞いた時、少なくとも3つから4つの部分の一般化された部分を指す。
- 「彼女の」「彼の」「彼女が」「彼が」「私の」などの人称代名詞を区別するようになる〔訳注：日本語の場合は「ママの」「パパの」「メグちゃんの」などの言い方になる場合が多い〕。
- 「ボールをけって」というような動作語や動作を表す文に適切に反応する。
- 家の中で、身の回りにある物の置き場所がわかるようになる（例えば、スプーンは台所にある）。
- 色の違いに関心が向く。

20〜22カ月まで

- 2つまたは3つの関連のあるつながった指示にしたがえる（例：「ネコを捕まえて、そのネコをかわいがって、それから私にちょうだい」）。
- 毎日新しいことばへの理解が広がる。
- 本にある簡単な物語を聞いて楽しむ。
- 人形でなじみのある体の一部分を5〜6カ所見分ける。
- 実物または絵の中の物の名前を聞いた時、もっとも身近な物について理解し見分けることができるようになる。
- 自分が着ている服の名前を聞かれた時、少なくとも4種類の服について見分けることができる。

22〜24カ月（2歳）まで

- 一連の少なくとも4つの指示に反応する（例：「ボールを取って、ボールを投げて、ボールを置いて、そして私にボールをちょうだい」）。
- 少なくとも2つの色と身近にある物を対応させることができる。
- 5つ以上の物の中から、1つ求めに応じて取り出すことができる。
- テレビやラジオのコマーシャルに興味を示す。
- 「熱い食べ物」とか「汚い服」などのように使われる形容詞を理解しはじめる。
- 簡単な代名詞をより深く理解する（例：「私の」「あなた」「彼」「彼女」）〔訳注：日本語の場合は、「メグちゃんの」とか「ママが」など比較的具体的な名詞句が多く使われる〕。
- 聞こえてくる音やことばをそのまま字面通りに理解するのではなく、そこに含まれる意味を読み取ろうとする。
- より複雑な文を理解するようになる（例：「家に着いたら、映画を見よう」）。

24〜28カ月まで

- 絵の中に描かれている動作を正しく認識することで、動詞の活用形や働きを理解できる（例：「遊んでいる」絵を指させる）。

- 「1」や「1以上」の数の概念を理解しはじめる。
- 「私の」と「あなたの」の区別をする〔訳注：自分の物と他人の物の区別ができるようになる〕。
- 「同じ」と「違う」という概念の区別がつく。
- 写真を見て、自分と家族に関心が向く。
- 家族の名称(例：パパ、ママ、お兄さん、お姉さん)を理解しはじめる。
- 簡単な前置詞 "in"、"on" の理解をはじめる〔訳注：日本語の場合は、「の」「に」などの助詞に相当〕。
- 仲間同士に絵を分類できる(例えば、オモチャの仲間、食べ物の仲間)。
- 「大きい」「小さい」など同じ仲間の中で、大きさの概念を理解する。
- 場所が近い、またはことばが似ているなどの理由で間違える傾向がある体の部分の名称を理解する(例：「まゆげ」「ひじ」「あご」)〔訳注：「まゆげ」は「まつげ」や「目」と、また「ひじ」は「うで」と。「あご」は「顔」や「口」と間違えることが多いようです〕。

28〜32カ月まで

- もっともよく使われる動詞(例：「遊ぶ」「歩く」「走る」)やその動作への理解が深まる。
- 形容詞(例：「熱い」「乾いている」「かわいい」)とその形容しているものへの理解が深まる。
- 長くて複雑な文への理解が深まる。
- 尋ねられた物の使い方がいくつかわかる(例：「切るものはなあに？」と尋ねられて、はさみまたはナイフを指さす)。
- 色と物を適切に対応できる。
- 順番に何かをはじめたり、行動をともにしはじめる。

32〜36カ月（3歳）まで

- ことばで指示された一文の中に3つの指示が入っていても適切に行動できる。
- 前置詞(例："under"、"over")と場所を表すことばへの知識が広がる

〔訳注：日本語の場合は、前置詞はありませんが、だいたい4歳すぎくらいで、高い・低い／左右を表すことばを理解できるという研究もあります（遠城寺, 1978）〕。
- 「何が」「だれが」「どこ」「いつ」などの簡単な質問に理解を示すようになる。
- 過去の体験したことへの関心がみられるようになる（例えば、過去の出来事の写真を見せられ、そのことを思い出す）。
- 順序があるものや連続したものの話を理解する。
- 本を読む時に、少なくとも10分間は集中できる。
- 遊び場の名前や近所のお店の名前など身近なものの名前を理解する。
- 色の名前を尋ねられた時、少なくとも2つまたは3つの色を理解する。
- 自分の年齢を覚え、尋ねられた時に正しく指で数を示すことができる。
- ふり遊びをはじめたり、または会話をしているような遊びをしたりする。

36～40カ月まで

- より複雑な数の概念を理解する（例：「この中でどれでもない」「この中のもの全部」）。
- 「2」という数字の意味がわかるようになる。
- 手触りを表すことば（「なめらか」「粗い」など）の知識が増える。
- 少なくとも3つか4つの色がわかる。
- 感情を表すことば（「悲しい」「不機嫌な」「幸せな」など）をいくつか理解する。
- 個人に関する質問（例：「あなたのお名前は？」）に適切に反応する。

40～44カ月まで

- さまざまな前置詞を含んだ話しことばによる指示に反応するようになる（「ボールを箱に入れなさい」「イスの前に立ちなさい」など）〔訳注：日本語には前置詞はありません。助詞の発達が表現を豊かにします。2歳

前後から助詞の使用がみられるという研究もあります（秦野, 2001, p.111）〕。
- ■「家と車は、どちらが大きいかな？」などといった比較表現を理解する。
- ■目の前に求められたものがなくても様々な指示を理解できる。
- ■時間の概念をより理解できるようになる（昼間、夜など）。
- ■1つの文の中に3つから4つの指示が含まれていても、それにしたがうことができる。
- ■「3」と「4」の数字の意味がわかる。
- ■「もし〜ならどうする？」といった質問に正しく反応することで、基本的な問題解決への理解を深めるようになる（例：「もし、右と左を見ないで道路を渡ったら、メグちゃんはどうなるかな？」）。

44〜48カ月（4歳）まで

- ■約2500語を理解できる。
- ■バツとか三角、四角という図形の名前を言われて理解できる。
- ■ことばによるヒントを与えられて、隠されたものの名前を推測できるようになる。
- ■カテゴリー〔訳注：同じ特徴を持つものの集まりのこと〕について聞かれた質問に対して、正しく反応できる（例：「何が吠えているのかな？」）。
- ■ハラハラするような物語を喜ぶ。
- ■少なくとも6つの文字〔訳注：ひらがなやアルファベットなど〕を区別できる。
- ■身近なものの名前の最初の文字と与えられた文字とを合わせるかもしれない。
- ■自分の体のリズムを理解する（例：「眠い時はどうする？」）。

48〜54カ月まで

- ■理解できる語彙が5000語まで増える。
- ■体の機能について理解する（例：目でものを見ることができ、耳で音

を聞くことができる)。
- ■手触りを表すことばの理解が広がる(「なめらか」「粗い」「でこぼこ」など)。
- ■尋ねられた硬貨(一円玉、五円玉、十円玉)の種類を見分ける。
- ■尋ねられた身近なものの素材が何であるか理解する(例えば、窓はガラスからできている)。

54～60カ月(5歳)まで
- ■理解できる語彙が7000語まで増える。
- ■1から5までの数の意味を理解し区別できる。
- ■右と左の区別がつきはじめる。
- ■すべての基本的な色を理解できる。

ことばの発達ガイドB
生まれてから5歳までのことばの表現(発信)面について

　このガイドは5歳までの子どもの**表現**(発信)のことば(話しことば)について、ことばの数、文法、文の長さ、そして基本的なことばの概念の主な発達を概説したものです〔訳注：このガイドはあくまで一般的な目安が書いてあります。したがって自分の子どもがこれに当てはまらないからといって問題があるとすぐには思わないでください。心配な場合は本書をよくお読みください〕。

生後2カ月までの間にみられる可能性のある様子
- 声の長さや強さ(大きく、またはソフトに)を変化させながら、よく泣いて過ごす。
- のどを鳴らす、しゃっくりをするなど泣くこと以外で不規則に声を変えはじめる。
- 母音のような音(「え／えー (e／eh)」と「あ／あー (a／ah)」が一番多い)を出すようになる。
- 不快だったり、おなかがすいたりするなど、泣く要因がより具体的になる。
- クーイング〔訳注：機嫌が良い時に「あうあう」「ぐ」「ふ」と言うこと(秦野, 2001, p.31, 145)〕やガーグリング〔訳注：ごろごろとのどを鳴らすような声を出すこと〕など、楽しさを声で表現する。
- ときどき同じ音節や音で「あう」とか「くくっ」と繰り返し言う。

2〜4カ月まで
- ■同じ音を繰り返し出す(例:クーイング、グーイング〔訳注:グーグー、ゴブゴブといったような声〕)。
- ■2つ以上の異なる音節をつないで発音するようになる(例:あーぐー)。
- ■のどを使った音を出しはじめる(例:"k(クッ)"、"g(グッ)"、"ng(ング)"などの音)。
- ■抱かれる、話しかけられるなど、自分を中心とした社会的環境に対して声で反応する。
- ■話しかけられたり養育者を見たりすると、ニコッとする。
- ■喜びを表すために大きな声で笑う。
- ■泣くこととは異なる声の出し方(さまざまな強さや高さの声)で声を出し続ける。
- ■喃語(「ばばば」など特に同じ1つの音や音節を絶え間なく繰り返すこと)を話す。
- ■口唇音(唇を使って出す音)を使いはじめる(例:"p(ぱ行)"、"b(ば行)"、"m(ま行)"の音)。

4〜6カ月まで
- ■子どもがもう一度何かをして欲しい時、声や動作(ジェスチャー)でそれをねだる。
- ■中断や音の刺激に応じて喃語を話すのをやめる。
- ■直接人に向かって喃語を話し、また人に向かって声を出しはじめる。
- ■泣くことよりも、喜びや怒りを感情のこもった声で表現する。
- ■遊んでいる時や1人で置かれている時に、ガーグリングやふざけたような音を出す。
- ■鏡の中の自分を見て声を出して反応する。
- ■4つ以上の異なる音節を一度にまとめて声に出す。
- ■"o"と"u"を含む母音を他の音にくっつけたような音を出しはじめる。

6〜8カ月まで

- 少なくとも50％の確率で名前を呼ばれると反応する。
- さまざまに音調を変化させて喃語を話す。
- 2音節を使った喃語を話す（2つ以上の異なる音を繰り返す）。
- 実在の単語を使うわけではないが、文のように喃語を話したり発声したりする。
- 実在の単語を使うわけではないが、たまに音楽や歌にあわせて歌う様子がみられる。
- 喃語の中に多くの音を使いはじめる（"n" "w" "f" "v" "l" "t" "d" の音）。
- 動作を真似する。手を合わせる遊びや、いないいないばあのようなことばと動作のあそびを真似する。
- 子どもが自分のことばでものに名前をつけはじめた時、その表現は単語に似た印象を持ちはじめる。

8〜10カ月まで

- 短いものも長いもの（例："tata" "bibibi" "upup"）も含めて、喃語の中で子音の数が増える。
- ことばの代わりになる動作（例：「いいえ」の意味で首を横に振る）をいくつか正しく使えるようになる。
- 泣き声ではなく、ジェスチャーやおしゃべりを通して人の注意を引く。
- 音を真似する。人の声に反応する。または異なる音を手本にして真似する。
- キスをする時の唇の動きや舌でチッと音を出すなど、大人の顔の動きを真似する。
- 「あー、おー」のように、びっくりした時の声をたまに使う。
- ことばをはじめて話す〔訳注：「初語」ともいう〕。普通は子どもの経験に関係のある人や身近なオモチャの名前を言う（例：ボールの「ボ」やパパの「パ」）。

■実在の単語ではないものの意味を伝えるために文のような短めのことば(ジャーゴン様発話〔訳注：意味不明の音のつながり〕)を話す。

10～12カ月（1歳）まで
■明瞭、または不明瞭に少なくとも2～3の単語を自分から話す。
■人から注目された後（親がほほえみかけたり、子どもが声を出した後に手をたたいたりした時）にある行動を繰り返す。
■自分から「いないいないばあ」のような話をしながらジェスチャーをする遊びをはじめる。
■声を出しながら歌やリズムに反応する。
■1人で遊んでいる時に、オモチャや人に対して文のようなことばやジャーゴンを話す。
■ことばの真似をする。たまに新しいことばを真似しようとする。

12～14カ月
■実在のことばを含んだ文のような発話とジェスチャーがみられる。
■5個以上の単語が使える。
■1つでたくさんの意味を持っていることばを使うことによって、ことばをより一般化できる。
■指をさしたり、ジェスチャーをしたりしながら声を出すことで、欲しいものを知らせる。
■「バイバイ」を何の手がかりもなく言える。
■以前にも増して一貫性のある文を話すようになり、また話しかけられたことばを真似するようになる。

14～16カ月
■"t" "d" "n" "w" "f" "h" の音を継続的に言える。
■少なくとも7つの実在する単語を話す。
■欲しいものを示すのに、実在することばがジェスチャーを交えて使われる。

- ■ 実在することばとともに、いくつかの意味のないことばが組み合わさってみられる。

16〜18カ月
- ■ 話すことができることばが徐々に8〜10単語程度に増える。
- ■ 最初の会話らしい形態として、ジェスチャーが徐々に話しことばに置き換わる。
- ■ 他人の会話で使われていたことばを繰り返すようになる。
- ■ 意味のないことばが抑揚をともなって使われるようになる(例えば、質問をするように文の最後の調子が変化する)。
- ■ 話しことばでいくつかのジャーゴンの組み合わせが引き続きみられる。

18〜20カ月
- ■ 主になじみのある物や人について、少なくとも10〜20語のことばが使えるようになる。
- ■ 2つのことばの組み合わせがみられるようになる。例えば、
  - 名詞＋名詞（ママ(の)靴下）
  - 目的語＋動詞（ボール(を)ちょうだい）
  - 主語＋動詞（パパ(が)行く）
  - 名詞句（かわいい赤ちゃん）
  - 前置詞的な句（イスの上で）〔訳注：日本語では助詞の種類が増加する(秦野, 2001, p.31, 145)〕
- ■ 環境音を真似するようになる。例えば、ネコのことをにゃんにゃんという。
- ■ 話しことばでいくつかのジャーゴンの組み合わせが引き続きみられる。
- ■ 絵の中で2〜3個の身近なものの名前を言える。
- ■ 2語文や3語文を真似していえる。
- ■ パンツが汚れたり、ぬれたりした時にジェスチャーやことばで教え

る。

20～22カ月まで

- ■話せる語彙が少なくとも20～50語に増える。
- ■子どもの経験と結びついたジャーゴンと普通のことばの組み合わせがみられる。
- ■2つのことばを使った2語文で簡単な話ができる（例：「行くよ。ばいばい」）。
- ■他からの要求に「いや」と答えられるようになる。

22～24カ月（2歳）まで

- ■話せる語彙が少なくとも50～100語に増える。
- ■引き続き2つのことばをつなげた発話がみられるが、文法はまだ発達していない。
- ■文法は正しくないが、3つのことばをつなげた文がたまにみられる（例：「〇〇ちゃん、行く、バイバイ」）。
- ■聞かれると自分の名前が言えるようになる。
- ■絵の中の物の名前が少なくとも5～10個言える。
- ■ジャーゴンから実在することばへと置き換わってくる。
- ■ことばの繰り返しによって肯定または「はい」の意味で質問に反応できる（例：「遊びたい？」と聞かれて、子どもは「遊び」ということばに反応する）。
- ■何かを欲しい時に「もっと」ということばを使えるようになる。
- ■否定文を使う（例：「バイバイじゃない」）。
- ■「ここ」「そこ」「なか」〔訳注：「内側に」という意味〕など場所を表すことばが使えるようになる。
- ■いくつかの代名詞が、動詞（動作を表すことば）や形容詞（ものごとを描写することば）、名詞（人や場所、物を表すことば）などと同じようにことばの中にみられる。

24〜28カ月

- ■2語文と3語文をいろいろと組み合わせて話をする。
- ■ジャーゴンはほとんど聞かれなくなる。
- ■語彙が少なくとも200〜300語に増える。
- ■自分の名前よりも代名詞(「私」「私の」など)がみられることもある〔訳注：日本では自分の名前（苗字ではない）を大人から言われることが多いので、このような子どもは少ないようである〕。
- ■命令調でことばが使えるようになる。例えば、「ボールとって」。
- ■絵を見て少なくとも10〜15個の名前が言える。
- ■自分のことについて、大人に助けを求めることができるようになる。例えば、歯をみがく、トイレに行くなど。
- ■少なくとも1つの色の名前を正しく言うことができる。

28〜32カ月

- ■語彙が少なくとも500〜600語に増える。
- ■2つのことばの組み合わせ（名詞＋動詞）が使えるようになる（例：「犬がほえている」）。
- ■何かをしようという気持ち（何をするのか想像していること）をことばにすることができるようになる。
- ■過去に経験したことについて話せるようになる。
- ■名前を聞かれて言えるようになる。
- ■遊んでいる時や何かをしている時、何をしているのかを言うことができるようになる。
- ■「ボールはどこにあるの？」などのような「何？」「どこ？」という質問に正しく答えられるようになる。
- ■童謡や指遊び、簡単な歌を真似できるようになる。
- ■話し手のことばの真似で、2つか3つの数字を繰り返すことができる。
- ■"a" "the" といった冠詞が正しく使えるようになる〔訳注：日本語には冠詞はない〕。
- ■動詞の過去形を間違ったまま使う（英語の場合、I ranの代わりにI

runnedと使ってしまう)〔訳注：日本語でも「走った」の代わりに「走る」と時制を間違えることがある〕。
■「男の子？」「女の子？」と聞かれた時、性別を正しく理解できるようになる。

32～36カ月（3歳）

■語彙が少なくとも600～1000語に増える。
■子どもにとって身近な人には、ことばの半分以上がわかりやすくはっきりと感じられるようになる。
■自発的に会話の中で3語文や4語文を話すことができるようになる（一般的には主語＋目的語＋動詞の組み合わせ〔訳注：英語では主語＋動詞＋目的語〕。例えば、「ママが本を読んでいる」とか、名詞句といわれる「ママの赤い服」など。また単語の数が7つまでの文は真似できるようになる）。
■よくあるものの絵を見て、30～40語の名前が言えるようになる。
■何かをしている絵を見せられた時、その動作を表すのに正しい動詞が使えるようになる。
■過去の出来事や経験の内容を正しく話せるようになる。
■数を表すことば（「3つ」とか「たくさん」など）を言えるようになる。
■時間を意味することばがみられるようになる（「今日」「明日」「昨日」など）。
■正しい色の名前を1つは言える。
■しばしばcatsのような規則的な複数形のことばを使うようになる。また不規則なものは一貫していない（例えば、miceの代わりにmouses）〔訳注：日本語でも1匹、2個など数詞に関しては不規則なものが多いので、しばしば混同する様子がみられる〕。
■主に「いや」「ない」などの否定形がみられる。
■動詞の活用形がみられる。

　　進行形——ジャンプしている（jumping）
　　現在形——ジャンプ（jump）

一貫性のない三人称単数——(jumps)〔訳注：日本語には三人称単数現在という形はない〕
一貫性のない単純過去形——ジャンプした(jumped)
■ 何・どこ・いつ等の質問がみられるが、一貫していない。
■ 3歳までに接続詞"and"がみられる〔訳注：日本語では3歳までに「と」などの接続助詞がみられる〕。
■ 前置詞がみられる——通常、"in""on""under"が先にみられる〔訳注：日本語には前置詞はない〕。
■ 助動詞("am""are""is""was""were")がみられるようになる〔訳注：日本語では「れる」「られる」「させる」「ます」などのことばが助動詞で、3歳くらいまでにみられる〕。
■ 主に場所(そこに置く)や空間(立つ)についての副詞がみられるようになる。

36〜40カ月

■ 少なくとも動作を表すことばを2つ言う(例：「早い」「遅い」)。
■ 前置詞が少なくとも3つから4つに増える。最初に動詞句(例："lie down""stand up")として使用し、次に"by""between""beside"のような場所を表す前置詞が使われ、そして"in front of""in back of""behind"といった前置詞が使われる。
■ かつて使ったことのあるものをことばで表現するようになる。
■ 反対の意味を持った語を使いはじめる(「高いと低い」「大きいと小さい」など)。
■ 少なくとも2つか3つの色の名前が言える。
■ 3または4まで順番に数える。
■ 接続詞(「と」「でも」など)を使った複雑な文を使うようになる。
■ 「何」「どこ」「いつ」といった質問をする。「なぜ」はまだみられない〔訳注：「なぜ」が3歳のころに出現するという研究者もいる(秦野, 2001, p.31, 145)〕。

40〜44カ月

- ■目的語の代わりに代名詞を使う（例：「ママがそれをたたいた」）。
- ■量を表すことばがより複雑になる（「もう少し」など）。
- ■簡単な文ならおおよそ文法的に正しい。
- ■未来を表す動詞形を使う（例："I will go to school"）〔訳注：日本語では助動詞「（し）よう」などが相当する〕。
- ■「どうして」「どんな」を含んだ質問をする。
- ■所有代名詞（"his" "her" "hers" "their" "theirs" "our" "ours" "mine" "my" "your" "yours" "its" など）を使う〔訳注：日本語では「ママの」「パパの」「メグちゃんの」など具体的な名前で使われる場合が多い〕。
- ■カテゴリー〔訳注：同じ特徴を持つものの集まり〕を表すことばを使う（例：オモチャ、食べ物、動物）。
- ■短縮形を含んだ文法能力が広がる（例："there is" の代わりに "there's"）〔訳注：日本語では短縮形というものは特にない〕。
- ■色の名前を4つ言うことができる。
- ■ことばの繰り返しからできている、童謡やことば遊びを少なくとも1つは1人で言える。
- ■お話をするのに絵を使う。
- ■作り話や何かのふり遊びのような、独り言にふける。

44〜48カ月（4歳）

- ■自発的に4〜5語文を使う。
- ■ほとんどの色の名前が言える。
- ■「〜と思うんだけど」というような予測や想像を表す文を使う。
- ■少なくとも1500語を使うようになる。
- ■「うれしい」といった、気持ちや気分を表すことばを使う。
- ■1から10まで数えられる。
- ■子どもの話すことばが身近な人にとって少なくとも90％は理解できる。
- ■「はさみは何に使うのかな？」といった質問をされてもその機能を説

明できる。
- 今日・昨日・明日といった時間に関係する質問に答えられる。
- 情報が間違っている時、それを理解し、ことばで違うと言える。
- ほとんどの簡単な動詞形を使うようになる（例："jumps" "jumped" "jumping"）〔訳注：日本語の場合、過去を表すのは助動詞〕。
- 「（なぜなら）〜だから」と「もし〜ならば」「それで」といった接続詞を使ってより文が複雑になる〔訳注：日本語の場合は接続詞や接続助詞が使われる〕。

48〜54カ月

- 話せる語彙が2000語まで増える。
- 約5〜6語の単語からなる文を自発的に使う。
- 1から20まで連続して数えられる。
- 大人がよく使うようなことばを使う（例：「構わないよ」）。
- ほとんどの場合において文法的に完全で複雑な表現をするようになる。
- 多くの分野にまたがるさまざまなことについて質問をする。
- 人や状況に何か影響を及ぼそうとして、ことばを使う（例：「（自分の）靴のひもを結んで」）。
- 物語を読むために絵を使う。
- お話を現実と空想を混ぜ合わせて作る。
- 不規則の複数形を使う（"feets"または"foots"ではなく正しく"feet"と使う）〔訳注：日本語では名詞の複数形はない〕。

54〜60カ月（5歳）

- 少なくとも話せる語彙が2200語に増える。
- 平均的な文の長さが6〜7語からなる。
- 名前が表示されていない絵を見分けるためにことばを使う。
- 聞いた通りにことばを繰り返すことができ、さらに連続した一連の数字を覚えていることができる。

- ■簡単なことばを書くことができる。
- ■1から30まで数えることができる。
- ■自宅の住所を言うことができる。
- ■好奇心をおこさせるような質問の答えを求める（例：「どうしてそれは起こったの？」）。
- ■複雑で文法的にも正しい文を使って継続的に話ができる。

第 5 章

声のこと

　声とは、聞き取れる音を作り出すために、声を出す仕組み（喉頭とその関係した構造）と呼吸の仕組み（呼吸の器官）、そして共鳴の仕組み（のどや口の空洞を振動させること）に関係することです。

41　おしゃべりやことばの問題と声の問題はどのように区別しますか？

　前の章までで解説してきたおしゃべりや発音は、いろいろな音を明瞭に作り出すために、さまざまな体の器官と解剖学的な構造に関係した身体の運動のことでした。またことばは、お互いがコミュニケーションするために使われるシンボル的な語とそのパターンのことでした。一方で、声の素になる音を作り、聞き取れる音にするためには、声は声帯（vocal cord）（ときどき"voice box"と呼ばれる〔訳注：日本では「声帯」の他に「声門」と呼ばれます。"voice box"は喉頭のことです〕）や呼吸（肺、横隔膜など）、共鳴器官（口や鼻の空間、口蓋）が協調して働く仕組みに関わっています。したがって、私たちが話しことばでコミュニケーションを取る場合は、自分たちの考えを表現するために声やおしゃべり、発音の仕組みを組み合わせ

て使っています。

　音声を作り出すためには、呼吸（呼吸器官）が推進力になります（付録A（p.143）を参照してください）。しゃべりだす前に、私たちは空気を吸い込みます。空気を吐き出す際に、気道〔訳注：呼吸する時に体の中で空気が出入りする場所のことです。気管や気管支、のど、口や鼻の中などが含まれます〕を通って空気が逆方向に流れ、2つの声帯の膜を振動させます。この声帯の振動で喉頭（こうとう）〔訳注：のどの奥で気管への入り口の部分です。軟骨からできており声帯があります。外からは「のどぼとけ」として観察できます〕部分から作られた音は、私たちが聞き取れる音となります。自分の手でのどを軽く持って"b（ば行）"、"d（だ行）"、"g（が行）"、"v"、"z（ざ行）"のような有声音とすべての母音を言う時に、声帯の振動を感じることができます。私たちのことばの音のいくつかは、例をあげれば、"p（ぱ行）"、"t（た行）"、"k（か行）"、"f"〔訳注："f"に該当する日本語の音はありませんが、声帯の振動をともなわない音として他に「は行」「きゃ行」「しゃ行」「ちゃ行」「ひゃ行」があります〕のように声帯の振動をともなわないで発音されるものもあります。

　声の問題だけをかかえる子どもは、発音は正しく正常なことばの発達を示すでしょう。しかし、はっきりと話すというよりはひそひそ話になっているかもしれませんし、話をしている声は不自然で力んでいるように聞こえるかもしれません。また年齢や性別、声を使うのに慣れた環境のために不適切で極端な高さや大きさで声を使うかもしれません。

親はどうすればいいの？

　子どもたちの多くはとてもやさしくしゃべったり、ひそひそと話をしたり、叫んだり、普段は使わない調子の声を出したりして、自分自身で実験をしているかもしれません。しかしこのような行動が続いたり、たくさん聞かれるようなら、質問44の中にあるガイドラインを参照してください。もしお子さんの声や声の出し方について心配が続くようなら、言語聴覚士に相談してください。

42 声を出すために、声帯はなぜ重要なのですか？

　声帯にはたくさんの重要な機能がありますが、ここでは声帯と声の高さの関係についてお話しします。声帯は連続的に振動することで、声のもとを作ります。声帯の振動の割合やスピードは、声帯の大きさ、長さ、張り具合により変化します。そして声の高さ（どのように高い声または低い声を出すか）に関して非常に大きな役割を果たしています。声の大きさや強さは、肺から押し出された連続した空気の流れ（圧力）の大きさや強さを意味します。

　声帯の厚さや重さが増加するにつれて、声帯の振動は減少し、その結果低めの声になります。声帯の重さが減ると声帯の振動を増やすことになり、したがって声は高くなります。このことから、なぜほとんどの女性の声は男性（ほとんどの男性は厚めの声帯を持つ）よりも高いのかが説明できます。高めの声はまた声帯の長さ（声帯が伸びた時、声帯の厚みは減少する）の増加と、声帯内の筋肉の張り具合（緊張）の増加とに関係があります。

　声帯はていねいに大切に扱われなければなりません。不自然でしばしば極端な声の高さと大きさの変化や、過度な筋肉の緊張に対して、声帯は非常に敏感です。その結果、器官の病理学的な進行や成長（例：結節やポリープ）はいつでも起こる可能性が生じます（質問49と付録C (p.145)を参考にしてください）。

親はどうすればいいの？

　お子さんに声を適切に保護するような習慣をつけさせてください。質問45にある声の衛生と保護のためのアドバイスにしたがってください。

43 声の障害の第一の原因は何ですか？

　基本的には、子どもの声の障害の原因は、器質的な場合と機能的な場合とに分類されます〔訳注：器質的な原因とは、体の臓器や器官が原因でうまく働かないということです。機能的な原因とは、体には異常がみられないものの何か他の理由でうまく動かない、または働かないという場合です〕。例えば、声帯の振動に影響を与えてしまうような声帯の成長のように、器質的な原因は神経学的な根拠や医学的な根拠を含んでいます。器質的な原因のもとでは、一般的には問題はゆっくりとはじまり、数週間から数年の間に進行します。しかし機能的な原因でも器質的な状態と似て、数週間から数カ月の間に進行するものもあります。

　機能的な原因は、神経学的な根拠や医学的な根拠によって説明できない状態も含みます。機能的な声の問題は一般的には感情やストレスに関係しており、ふつうは突然起こります。例えば、心理的な「ショック」を経験した大人が、突然声が出なくなることが知られています。

　器質的な声の問題なのか機能的な声の問題なのかはっきりと区別できないことはときどきあります。例えば、ある環境において悪い声の出し方を真似(例：極端な声で叫ぶ、悲鳴をあげる)することで、声を極端に使い過ぎて声帯に結節ができる場合があり、機能的な声の障害が器質的な障害になり得るということになります。また器質的な障害（例えば、発声の仕組みに対しての身体的な外傷やダメージ）があると、個人にとって物理的なストレスになるので、実際に生じる声の障害は、もともと器質的な状態が障害の原因であった場合よりもはるかに深刻な障害を引き起こす可能性があります。また問題を進行させる原因として、器質的または機能的な声の障害を悪化させるような上気道の病気やアレルギーもあります。

親はどうすればいいの？

　声の問題の原因が器質的であろうと機能的であろうと、その症状は声の質、強さ、高低、共鳴に影響を与えるでしょう。それらのことは質問44

で詳しく説明しています。もし声の評価をするように勧められたら、本当は機能的な問題なのかそれとも器質的な問題なのかを言語聴覚士か耳鼻科医が判定してくれるでしょう。そして障害の症状と同じように原因をも軽減する治療やアドバイスを与えてくれることでしょう。

44 声の問題には、どのようなものがよくみられますか？

　これまでの質問でも説明しましたが、子どもの声の障害の問題は4つに分けられます。それは、声の質、強弱または大きさ、高低、共鳴です。
　質は、声帯やその近辺の音調や声の不調に関係します。観察される声の質の障害は、ガラガラした声や息漏れしているような声、かすれ声です。ガラガラした声は、とても粗く力んでいるように聞こえます。ふつうは喉頭（のど）の部分に緊張がみられます。しっかりと閉じた声帯を通して力んで作られた音声がしばしばガラガラ声になります。息漏れしているような声は、声を出している最中に不適切な閉まり方をしている声帯の間から空気が漏れているため、ささやき声のようになります。かすれ声はハスキーで粗っぽく聞こえます。風邪を引くとそうなることがありますし、ガラガラした要素もかすれたような要素も含まれています。
　強弱は、声の大きさに関係します。声が多すぎたり小さすぎたりした時、強弱の障害が考えられます。とても大きな声で話をする子どもは、しばしばまわりの騒音よりも大声を出し、より静かな環境であっても声を柔らかくしてしゃべれません。過度に柔らかすぎる声を出す子どもは、常に大きい声でしゃべるように言われており、同じことを繰り返して言われることにたぶんうんざりしていることでしょう。
　高低は、声がどのように高く聞こえるか、低く聞こえるかということです。そして声の高低で子どもの年齢と性別がわかります。例えば、思春期前の女の子の声が極端に低くなるとは思わないのと同じように、思春期の男の子の声が高くなるとも思わないでしょう。女の子も男の子も14〜15

歳ごろまでに声の高さが低くなる変声期を経験します。

　共鳴は、一度作られた声を変化させるように振動している空洞とその解剖学的な構造に関係します。声にとってもっとも一般的な共鳴器官は、口腔(こうくう)(口の中)と鼻腔(びくう)(鼻の中)です。この2つの共鳴器官の問題は鼻音に関係してきます。これらはだれかが風邪で鼻声になっているような閉鼻声(声を出している間に鼻腔を十分に使っていない)と開鼻声(声を出している間に鼻腔を使いすぎる)とがあります。開鼻声の人は、まるで鼻で話をしているように聞こえます。

親はどうすればいいの？

　お子さんが上記の問題に直面している場合は、次のことを参考にしてみてください。

　質：かすれ声は、声の問題をかかえるお子さんにもっとも頻繁にみられる問題の1つです。風邪の時にみられるかすれ声は、一般的には心配はいりません。しかし、もしかすれ声が10日から2週間以上続くようなら、専門家の診察が必要になるかもしれません。声を誤って使ったり(叫んだり怒鳴ったりする)、使いすぎ(極端に長時間おしゃべりをする)の結果、かすれ声になる子どももいます。慢性的なかすれ声、ガラガラ声、息漏れしているような声は心配のタネです。かすれ声に関しては、診察してもらうために言語聴覚士か耳鼻科医に相談してください。また次の質問45にある声の衛生を保つ方法を確認してください。

　強弱：極端に大きい声または軟らかい声でよく話をする子どもは、聞こえの検査のために言語聴覚士か耳鼻科医にみてもらう必要があります。聞こえの仕組みは、私たちが自分で自分の声を監視(自己監視)するものです。だれかに話をする時、私たちは自分で言っていることばの正確さを監視しながら聞いています。そして、もし話の内容を変える必要性を感じたら、私たちは話を変えることができます。声の強弱または大きさに関しては、もし聞こえに問題があれば、その子は自分の声の強弱を適切に監視することが困難になるでしょう。もし聞こえに問題がない場合は、言語聴覚

士に相談した方が良いかもしれません。また、次の質問45にある声の衛生を保つプログラムもお勧めします。

高低：私たちはみんな習慣的なある一定の声の高さのレベルを持っています。それは私たちにとって普通のレベルです。しかしこのレベルは、個々の解剖学的な声の構造にとって最適ではないかもしれません。最適な声の高さは緊張せずにもっとも力を抜いて声を出すことができるレベルです。習慣的な声の高さのレベルがだいたい最適に近い場合は、声の障害は起きにくいものです。しかしもし最適なレベルよりも高い、または低い声を日常的に使っている場合は、声の障害が起きる可能性があります。問題を引き起こす原因は、不規則に声の高さを変化させることではなく、不自然な声の高さでしゃべりすぎることです。その点に注意してください。もしお子さんの声の高さについて心配がある場合は、特にお子さんの性や年齢に比べて不適切であるようなら、言語聴覚士に相談してください。

共鳴：アデノイド切除術（扁桃腺やアデノイド〔訳注：のどと鼻の奥がつながるあたりにある扁桃腺のようなもので、腫れると耳がつまった感じがしたり、鼻で息がしづらくなったりすることもあります〕を取り除く手術）の結果、ときどき開鼻声になる可能性はあります。開鼻声はまた、例えば、硬口蓋または軟口蓋の裂け目など医学的または生理学的な結果として生じることもあります。ある特定の声の出し方を学習した結果でも起こります。閉鼻声は鼻の中隔膜のずれや大きくなりすぎたアデノイド、または鼻のポリープなどによって、しばしば鼻閉塞の中の障害物から生じます。すべてのこれらの状態は鼻音"m（ま行）"、"n（な行、ん）"、"ng"〔訳注：日本語では「にゃ行」なども鼻音です〕が作られる時、鼻腔の共鳴不足の原因となる可能性があります。まるで鼻風邪のような音を出すかもしれません。もし共鳴の問題が疑われるようなら言語聴覚士に相談してください。

45 自分の子どもに声を大切にするよう教える場合、私には何ができますか？

　子どもは自分の体のすべてについて、大切にするように教えられなければなりません。声についても同じです。適切に扱われる必要があります。声を適切に使うために子どもには適切な見本が必要であり、また不適切な声の使用に対して何が良い方法かを教えておく必要があります。

親はどうすればいいの？

　正しく声を使ってもらうために、声の衛生を保つための次のガイドラインにしたがうようにお子さんに教えてあげましょう（ウィルソン（Wilson），1987, p.165 より抜粋）。

1. 話すことに必要な筋肉（顔、のど、首、肩）をできるだけリラックスさせながら、やさしくなめらかに話をします。

2. 他の人と話をする時、聞き手と適度な距離（60〜90 cm くらい）を取ります。この距離なら大声を出す必要はありません。

3. 集団の中にいる時は、集団の中心にいましょう。これでお子さんは大きな声で話をしなくても済みます。また、話しはじめる前に聞き手の注目を得やすくなります。

4. 風邪や喉頭炎など上気道〔訳注：上気道は鼻から気管支の末端までの部分〕の感染症にかかっている時は、話をしすぎないようにします。

5. 寒い季節は、口で息をしないようにします。

6. 抗ヒスタミン剤のような薬は、口やのどの中の粘膜を乾燥させることがあります。習慣的に水を飲むとこのような薬の副作用を減らすことができます。また家の中で加湿器を使うと乾燥を改善できます。

7. 話をする時には、大きな音が出る機械や大きな雑音と張り合わないようにします。

8. 車の中ではシートベルトをします。事故や突然のブレーキでお子さんがダッシュボードにぶつかるかもしれません。その結果、喉頭や声の仕組みが外傷を受けることになります。

9. お子さんにとってもっとも自然で最適な声の高さで話をするようにしてください。もし毎日毎日ミニーマウスの真似をしながら歩き回っていると、声の問題へと発展するでしょう。もし習慣的に異常に低い声を使っている場合も同じようなことになります。

10. 煙やほこりといったのど(喉頭)への刺激物を避けます。アルコールやカフェイン、タバコもまた声帯に刺激を与えます。もし上気道の病気やのどの痛み、喉頭炎から回復しつつある場合は、チョコレートや乳製品は避けます。なぜなら、それらの製品はのどをよごすので、きれいにしなければならないからです。たくさんの水を飲んでください。

46 子どもが避けるべき声の乱用や誤用でよくみられるものは、どういったものでしょうか？

声の乱用は、声の衛生にとって良くない結果をもたらします。そしてそれは声帯を傷つけるような活動を含んでいます。遊んでいる時に叫んだり、大声で騒いだりすることは、子どもにとって自然なことです。しかし声の乱用と思われるような行動が習慣になった時には問題があります。よくみられる声の乱用とは、次のようなものがあげられます。

1. 咳のしすぎ。咳をする時は、爆発的に声帯が振動しながらパッと閉まります。もし何度もこのようなことが起きると、その結果として声帯

は全体的にヒリヒリ感や他の物理的な変化を引き起こします。口の裏側やのどを極度に乾燥させる可能性があるため、アレルギーのコントロールのために使われる抗ヒスタミン剤の使用については常に注意してください。そのために咳をする回数が増えてしまいます。

2. 重いものを持ち上げている時や何かに圧力を加えている最中に話をする。重いものを持ち上げようとしている時、声帯は自動的に気道を硬く閉じます。もし重いものを持ち上げている時に話をしようとしたら、発声するのに努力が必要となり、声帯は過度のストレスにさらされます。子どもはまた飛行機の音や銃、レーザー光線銃や車の音を真似ようとして声に力をいれてしゃべります。もしこのような声を出しすぎると、声帯は炎症を起こすでしょう。

3. 叫んだり怒鳴ったり、過度に大声で笑ったり、逆発声（呼気のかわりに吸気で話をする）、大声で騒ぎ立てる、しゃべりすぎて声を不適切に使う。もし不適切な声の高さや大きさで歌うと声帯を傷つける可能性がありますし、上気道の病気から影響を受けている人も声帯を傷つける可能性があります。

4. 力をいれてささやき声で話す。声が大きすぎると声の病気を引き起こす可能性があります。そこで習慣的にひそひそ話をしている場合も声の病気を引き起こす可能性があります。ひそひそ話をする時は、声帯が発声や声帯振動のため（正常な声の強さのレベルで、私たちが話をしようとする時と同じように）声帯を閉じます。しかし、ささやく時は空気が十分に通るように少し声帯は開いています。この抜けてくる空気の流れはささやき声と一緒に聞こえる「シーッ」という音の原因になります。しかしこの位置で声帯を保つためには、ふつうに話をする時よりもはるかに不自然な状態のため、多くのストレスが声帯に加わります。

5. 病気や感染症によって声帯が弱っている時の声帯の乱用。もし長い時間声を使っていたり、特にアレルギーや上気道の感染症によって赤く

なったり腫れたりした場合、声帯は極端にダメージを受けやすくなっています。したがって、もしこのような状況で普通に話をしている間に声帯がダメージを受けている可能性があるなら、それは叫んだり、騒いだり、歌ったりするなどによって声帯を乱用していた可能性があります。そしてそれは声帯にかなりのダメージを与えている可能性が高いでしょう。

　声の誤用とは、声を作り出す時の不適切な声の高さや大きさのことです。修正されていない声の誤用は声の使いすぎをもたらします。声の誤用の例として、次のようなものがあげられます。

1. 不自然な声の高さ（高すぎる場合も低すぎる場合も）で話をする。これは不自然なまま声帯を継続的に使う原因ともなります。したがって声帯に緊張とストレスを与えることになります。
2. 大きな声でいつも話をする。これは通常、大きな機械、オートバイの周囲、極端に大きな音楽、非常に大きな騒音のあるような騒がしい環境にいる時に起こります。声を大きくする時はいつでも喉頭の緊張が高くなります。したがって声帯に傷がつく可能性はとても高くなります。

親はどうすればいいの？

　質問45にある声の衛生プログラムについて書かれたガイドラインにしたがってください。

47　喉頭炎とはどんなものですか？　また何が原因で起きますか？

　もっともよくみられる喉頭炎は、慢性喉頭炎です。かすれ声、声が低くなる、声帯の疲れはこの症状としてよくみられます。慢性喉頭炎の原因

としてもっても多いのは、喫煙、声の乱用や声の誤用、空中を飛んでくる有害物質、のどや鼻の中の慢性的な粘液排出の問題です。その他の例では、いつも口で息をすること（のどや口の中の粘膜が乾燥したり痛んだりする）やうがい薬の乱用に喉頭炎の可能性があります（プレイターとスイフト(Prater & Swift), 1984, p.79)。

親はどうすればいいの？

　喉頭炎の治療は、喉頭の炎症を疑うことからはじまります。もしタバコの煙を吸い込むことが問題となる場合、親は子どもの喉頭の炎症を防ぐために、家の外でタバコを吸うか、もしくは家の中でタバコを吸う場所を限定するように言われるかもしれません。もし原因として副鼻腔炎が考えられるならば、ふつうは副鼻腔炎をコントロールするために医学的な管理が必要です。したがって、声帯を越えて上方に体液を排出する必要があります。もし声帯の誤用や乱用が心配なら、声の衛生プログラムが必要です。最後に、カフェインやチョコレート、牛乳が入っている食べ物は制限してください。そして定期的にお子さんに水を飲ませてください。また一定の間、声帯を休ませることが必要です。喉頭の炎症が和らぐまで、子どもにおしゃべりは控えさせましょう。質問50を参考にしてください。

48 なぜ叫んだり大声で騒いだりすると声に悪い影響が出るのでしょうか？

　先ほども説明しましたが、声の極端な使用は潜在的に声の問題を作り出します。もし不適切な声の強さ（怒鳴る、大声で叫ぶ、ひそひそ話をするなど）や不適切な声の高さ（個人個人で自然に最適な声の高さより高すぎたり、低すぎたりすること）、ある癖がひどくなること（咳のしすぎ）などで声帯は使いすぎの状態になります。このようにたくさんのストレスがかかっている場合は、声帯は全体的に痛んでいます。使いすぎの状態になり

声帯は疲れてしまうでしょうし、だんだんと乱用ぎみになるでしょう。ふつうは声帯結節（声帯上の小さなこぶ）や声帯ポリープ、接触性の潰瘍として、物理的な変化が声帯上に起きはじめます。

親はどうすればいいの？

もしお子さんが極端な声で騒いだり、叫んだり、大きな声で話をすることが多い時は、質問45にある声帯の衛生プログラムにしたがってください。

49 私の子どもは声帯結節と診断されました。これって何ですか？　またこれは声にどのような影響を与えますか？

声帯結節は、声帯の上にできる小さな腫瘍で、しばしば声の乱用や誤用によって生じ、子どもの声の障害の中でもっともよくみられるものの1つです（付録Cを参考にしてください）。声帯結節の発生割合は、女の子よりも男の子の方が多いようです。しかし大人では女性の方が男性よりも広くみられます（プレイターとスイフト(Prater & Swift), 1984, p.83)。

声帯結節がある時は、声は低めで、かすれて息が漏れるように聞こえるでしょう。他の症状としては、朝は声の質が良くなりますが、日中になると声帯の状態が徐々に悪化していきます。

親はどうすればいいの？

一般的に、もし声帯結節がまだそれほど進行しておらず線維性でないなら、音声訓練がそれらを減らしたり取り除いたりするのに役立つでしょう。しかし、進行している線維性の声帯結節に音声治療のテクニックを使うことは一般的ではありません。この場合は外科的な処置が必要になります。耳鼻科医による評価は、どのタイプの声帯結節かを見分けてもらうのに役立ちます。したがって病気の管理に役立ちます。

声の衛生管理は、声帯結節の発生や悪化を防ぐカギとなります。したがって、もし声帯結節を取った場合、最初に発生した場所に結節を作った原因である、子どもの声の習慣を変えるための音声治療を受けていなければ、結節の除去は無駄になるでしょう。声帯結節を上手にコントロールするために、次のようなステップをお勧めします。

1. 耳鼻科医や言語聴覚士に評価してもらいましょう。

2. 日中は一定時間声を休ませ、声を使う時間を減らします。

3. 言語聴覚士の指示のもと、声の衛生プログラムを実行します。

4. 声の乱用の習慣をなくすために言語聴覚士によって音声訓練を行います。もし声の治療のプログラムにおいて、声の乱用の習慣をなくすためのプログラムを実施していない場合は、結節の原因ははっきりとしない場合が多いため、たとえ結節を取り除いてもすぐに再発するでしょう。

50 どのくらいの期間、声を休ませたら良いでしょうか？

声を休ませるとは、発声の仕組みの使用を一定の期間（一部または全期間を通して）制限することです。このような声の休息には、一般的に4～7日から2週間必要です。声の休息プログラムは通常、次のような状況下で行うよう勧められます（プレイターとスイフト（Prater & Swift）, 1984, p.101)。

1. 喉頭（声の仕組み）や声帯を含む手術の時。一般的には治療中に発声のための器官の痛みを防ぐ必要がある場合、声の休息が必要といわれています。

2. 乱用ぎみな状態。慢性的な喉頭炎や声帯結節はしばしば声の乱用から

生じます。極端な声で叫んだり、不自然な声の高さで話をしたり、咳のしすぎなどです。したがって声の休息と声の乱用をやめることは、発声のための器官を守ることになります。

親はどうすればいいの？

　子どもに一定期間の声の休息をとるように求めることはなかなか難しいですが、きっと可能です。声の休息を取らなければならないような子どもは、言語聴覚士の指示のもとで慎重に選ばれます。もし7日間が過ぎてプログラムがうまく働いていないようなら、それ以上続けるべきではありません。

　声の休息プログラムや習慣の改善の成功には、親や家族の支えが必要であると心に留めておいてください。また子どもがプログラムを続けやすいように、子どもを喜ばせるようなごほうびの仕組みを作っておくことも必要かもしれません。例えば、1週間に一度は家族で泳ぎに行ったり、映画を見に行ったりというようなことです。もしそのごほうびの仕組みにきょうだいや親が関わる場合は、声の休息プログラムが成功する可能性はより高まるでしょう。

　以下にある簡単な提案は、完璧な声の休息を求めているプログラムに修正を加えた形になっています。7日間にしゃべっている量を少なくとも半分かそれ以下に減らすということがその目標になります。この修正されたアプローチでは、多少のおしゃべりは構いませんが、次の6つの状況下でのみ、それは許可されます（プレイターとスイフト（Prater & Swift），1984, pp.105-106）。

1. 学校に行く前の朝、家族に対して静かに話をすることは許されています。おしゃべりやひそひそ話を強制しないでください。

2. 授業中に質問に答えるようにどんなに期待されていようと、大きな集団（例えば、発表する、劇をする）で話をすることは、大声で話をしろと言っているようなもので、やってはいけません。しかし、歌は構いません。

3. 休憩時間や昼食時、体育の時間ではおしゃべりは完全に禁止されます。このような環境はしばしばかなり大きな雑音があり、相手に聞こえるように子どもは大きな声でしゃべらなければならなくなります。もしその時間に全くしゃべらなくても良いということになれば、子どもは語気を強める、または大声で話をするといった困った状況を回避できます。

4. 放課後に家族との間で静かに話をすることは許されますが、少しの時間だけです。このあとは夕食までおしゃべりを我慢しなければなりません。

5. 食事中、子どもが家族に対して静かにしゃべることは許されています。夕食の雰囲気を作り、静かに話をすることを習慣とするために、すべての家族は手本となるべきでしょう。もし食事中の家族の会話ががやがやと話をするというものなら、子どもは他の人よりも親の注意を引きたくてより大声で話をしようとするかもしれません。これは子どもの声の乱用のパターンを逆に助長してしまうため、まったくお勧めできません。話すということに親と家族の積極的な役割は重要です。

6. 夕食後についさっき話したことを思い出させるようなおしゃべりの時間は可能な限り制限します。

　声の休息が必要な子どものために、騒がしい状況ではきょうだいや親、遊び友だちの注意を引くためにホイッスルを吹いてみることも役に立ちます〔訳注：日本ではホイッスルを吹いて人を呼ぶのは嫌がられるかもしれません。手をたたいたり、鈴を鳴らしたりする方が良いかもしれません〕。騒がしい状況でも、子どもが叫ぶ必要性を減らすことができます。声の休息を取っている間、ホイッスルをずっと首に巻いておくこともできます。一般的には、ホイッスルを使用しなければならないほどの雑音がある状況では、子どもはそれを自由に使うことができると教える必要があります。

　確かにホイッスルは騒々しい状況では役に立つ可能性はありますが、や

はり声の衛生を保つための行動以外に他に代わりの方法はないことをここで強調しておきたいと思います。もしお子さんが集団の中や騒がしい状況下で教師や遊び仲間の注意を引かなければならない時は、話し手と聞き手の距離が重要であるとお子さんに教えてください。特に騒がしい状況では、お互いの距離が短ければ短いほど子どもは大人の注意を引くために大声で叫ぶ必要性はなくなっていきます。もし聞き手との距離が60～90 cm以内なら、ふつう子どもは聞き手の見える範囲で話をすることもできますし、相手の手や腕にさわることで注意を引くこともできます。いったん聞き手の注意を引くことができたなら、話しはじめることができます。

　最後になりますが、声の休息プログラムをはじめる前に言語聴覚士の援助を受けてみるようにしてください。

まとめ

　もしこの50の質問と答えを読み終えた後で、お子さんは発達上よくみられる問題とは違う、おしゃべりやことばの問題を抱えているかもしれないと思う場合、できるだけ早く言語聴覚士に相談しましょう。お子さんに言語聴覚療法が必要かどうかを決めるのに助けが必要な場合は、アメリカ言語聴覚士協会（American Speech-Language and Hearing Association；ASHA（アシャ））かお住まいの州の組織に相談しましょう〔訳注：日本では多くの道府県に言語聴覚士会があり相談を受けつけています。また都道府県や市町村の福祉や教育担当部署などに相談できるところも多いようです〕。

　この本にある法律のページを読んでみてください〔訳注：ここではアメリカの法律の話が載っています。アメリカでお子さんを育てる際には大変参考になると思われます。日本の法律については各自治体の福祉や教育の窓口や児童相談所にお問い合わせください〕。公立学校は法律によって3歳から21歳までの援助の必要な生徒のために言語聴覚療法を含んだ「支援サービス」を提供しなければなりません〔訳注：残念ながら2005年4月現在、日本に同じような法律はありません。ただし全国的にいくつかの小学校には就学児対象の「きこえとことばの教室」があります。また独自のサービスを提供している自治体もあります〕。援助の必要性は、州の法律によってある生徒がコミュニケーション障害と考えられるかどうかを決めたり、または他の基準で決めたりします。お子さんが援助を必要とするかどうかを決めるためには、お住まいの州の speech and hearing association（言語聴覚士の団

体）か、お住まいの州の education department（教育庁）、または the U.S. Department of Education〔訳注：日本の文部科学省に相当〕にご相談ください。お住まいの図書館にはこの本に載っている連邦法のリストがあるかもしれません。もしなくても、特に大学図書館など同じ州内であれば図書館同士でリストを取り寄せてくれます。インターネットでも調べてみましょう。

　学校で言語聴覚療法が必要とみなされる条件は、国のガイドラインを州がどのように解釈するか、またどのように用語を選んで使うかで州ごとに違いがあります。お住まいの地域の speech and hearing organization（言語聴覚士の団体）かお住まいの州の Department of Education（教育庁）で、お住まいの州だけでなく、お住まいの学校の地区で具体的に必要な条件とは何かを探してください。同じ州内でも学校のある地区によっては基準が違うようです。

　もしお子さんに発達上よくみられるようなおしゃべりやことばの問題があるようなら、通っている学校にことばやおしゃべりの評価を頼めるかもしれません。しかしそのような評価は必ず担任や学校の他の誰かがしてくれるというわけではありません。もし検診で問題がありそうなら、学校の言語聴覚士が2時間ほどの時間をかけて全部の評価を行います。そのような評価は治療の勧めとともに長所や短所を特定します。治療は一般的には現場での学校の言語聴覚士によって行われます。地方の学校ではこのようなサービスはしばしば学校間の移動している協同サービス局（a board of cooperative services）〔訳注：日本の教育委員会に似ています。発達に問題のある子どもや移民の子が学校に適応できるよう相談を受けたり、親と学校の間で問題の調整をする学区内の組織です〕によって提供されます。

　学校の場所が都市部や地方にあるかどうかにかかわらず、いったんお子さんが言語聴覚療法の援助が必要とされれば、学校は法律によって治療サービスの提供をしなければなりません。もし言語聴覚士の相談が学校でできない場合は、学校の責任において外部の、一般的には開業している専門家と連絡を取らなければなりません。この本に載っている連邦法に基づく親の権利を熟知しておきましょう。

あなたが学校のシステムを通してか、または個人的に言語聴覚士を選ぶ際は、お住まいの州で認定されているか、または免許を持っている人を選ぶように注意しましょう。言語聴覚士になるための必要条件は州によって異なります〔訳注：日本では言語聴覚士は厚生労働省の国家資格です。「言語聴覚士」と名乗るためにはこの資格（免許）が必要です〕。アメリカ合衆国の言語聴覚士は、全国規模の言語聴覚士の協会（ASHA）によって規定された臨床上の能力を認定された上で、少なくとも修士号以上の学位を持っていなければなりません。加えて、言語聴覚士を選ぶ際は次のことを覚えておくと良いでしょう〔訳注：日本では言語聴覚士の学歴は少なくとも高校卒業後専門学校で3年以上の教育が必要ですが、一定の基準はありません〕。

1. あなたとお子さんが治療について意見を聞く前に、言語聴覚士と会う必要があります。お子さんとの人間関係がうまくいく人かどうかを自分の目で確かめましょう。優れた言語聴覚士であれば、友人や家族から強く勧められるかもしれません。またきちんとした経歴があります。しかし、もしお子さんと言語聴覚士とが良い人間関係を作れそうにないと考えるなら、効果的でない治療に貴重な時間とお金をかけることになるかもしれません。子どもと言語聴覚士の関係は重要です。

2. 家庭で行う子どもと親の治療プログラムを提供してくれる言語聴覚士を選びましょう。言語聴覚士がお子さんに割く時間は30分から1時間くらいです。そこで、家庭で治療内容の復習をして毎日それを確認することは、治療を成功させるために重要です。加えて、おしゃべりとことばの評価結果とそれに続く治療のゴールと目的をいつも要求しましょう。効果的な治療を行う言語聴覚士は、ゴールに到達するために家庭で行う実際的な活動と同じように、評価に基づいた治療のゴールの概要が書かれた親と子どものための家庭プログラムを作るでしょう。

3. 遠慮せずに話をしましょう。言語聴覚士が一定のゴールに向かって治療をする理由や、ゴールに到達するために行われた活動についてよく

わからない場合は、質問をしましょう。話し合いのため、言語聴覚士に少なくとも5分間は時間を取ってもらいましょう。そして定期的に**治療の場を見学させてもらうよう頼みましょう**。

訳注：日本で言語聴覚士の相談を受けるためには、主に以下のようなA～Dのルートがあります（ただし、お住まいの地域によっては、ルートが若干異なる場合や新たなルートがある場合もあります）。

A. 市町村の乳幼児検診でことばやコミュニケーションの問題を指摘された場合
   1. 市町村の保健師から必要に応じて言語聴覚士や小児科医、耳鼻科医または小児精神科医のいる医院・病院・施設を紹介される。
   2. または、地域によっては、言語聴覚士が参加している自治体主催の相談会を紹介される。

B. 幼稚園や保育園でことばやコミュニケーションの問題を指摘された場合
   1. 市町村の保健師に情報が伝わり、保健師の情報収集のあと、福祉または教育機関（例：児童相談所）を紹介される。
   2. その後、必要に応じて言語聴覚士や小児科医、耳鼻科医または小児精神科医のいる医院・病院・施設を紹介される。
   3. または、幼稚園や保育園から言語聴覚士や小児科医、耳鼻科医または小児精神科医のいる医院・病院・施設を直接紹介される。
   4. または、地域によっては、言語聴覚士が参加している自治体主催の相談会を紹介される。

C. 学校でことばやコミュニケーションの問題を指摘された場合
   1. 多くの場合、担任が特殊学級（特別支援学級）や通級指導教室（例：きこえとことばの教室）などを紹介する。
   2. その後、必要に応じて言語聴覚士や小児科医、耳鼻科医または小児精神科医のいる医院・病院・施設を紹介される。

D. 家族がことばやコミュニケーションの問題を疑う場合
  1. 親が小児科、耳鼻科または小児精神科を受診する。その後、必要に応じて言語聴覚士のいる病院や施設を紹介される。
  2. または、親が言語聴覚士のいる病院や施設を直接訪れる。
  3. または、親が乳幼児検診の場や学校で保健師や担任に相談する。その後、相談したそれぞれの所から上記A、B、Cのルートのどれかを経由して言語聴覚士が紹介される。

第6章 役立つ情報

団体および協会

日本言語聴覚士協会
〒160-0023　東京都新宿区西新宿8-5-8　正和ビル304
電話(03)5338-3855　FAX(03)5338-3856
http://www.jaslht.gr.jp/
言語聴覚士の団体です。言語聴覚士の活動について知ることができます。

全国言友会連絡協議会
〒170-0005　東京都豊島区南大塚1-30-15
電話(03)3942-9436　FAX(03)3942-9438
http://www2m.biglobe.ne.jp/~genyukai/
吃音者の自助グループで、全国レベルで活動しています。

(社)全日本難聴者・中途失聴者団体連合会
〒162-0066　東京都新宿区市谷台町14-5　MSビル市ヶ谷台1階
電話(03)3225-5600　FAX(03)3354-0046
http://www.zennancho.or.jp/

難聴者・中途失聴者のために全国レベルで活動している団体です。各都道府県ごとに協会組織があります。

全国難聴児を持つ親の会
〒162-0051　東京都新宿区西早稲田2-2-8　全国心身障害児福祉財団内
電話/FAX(03)5292-2882
http://www.zennancho.com/
難聴児を持つ親とその子どものための自助グループです。全国にある親の会の上部組織です。

全国言語障害児をもつ親の会
〒162-0051　東京都新宿区西早稲田2-2-8　全国心身障害児福祉財団内
電話(03)3207-7182
言語に問題を持つ子どもと親のための自助グループです。療育キャンプや相談会などを行っています。

書籍

『ことばをはぐくむ』中川信子・著(ぶどう社、1986年)
　子どもの中でことばがどのように作られていくかを解説しながら、暮らしの中でのことばのはぐくみ方を提案しています。

『1・2・3歳 ことばの遅い子』中川信子・著(ぶどう社、1999年)
　ことばやコミュニケーションの発達について丁寧に解説しています。問題のある子どもの育て方や対応の仕方も載っています。

『ことばの不自由な子どもたち(障害を知る本4)』茂木俊彦・監修、中川信子・編、稲沢潤子・文(大月書店、1998年)
　ことばや声の仕組みを簡単に解説。また、ことばや声、コミュニケーションの問題についてもわかりやすく触れている入門の書です。

『なぜ伝わらないのか、どうしたら伝わるのか（発達障害を理解する1）』
湯汲英史・著（大揚社、2003年）
　コミュニケーションに問題を抱えている子どもとのコミュニケーションの取り方を丁寧に解説しています。

法　律

〔訳注：ここに載せてある法律はアメリカ合衆国の連邦法です。日本の法律や条例については、各都道府県や市町村の福祉や教育担当の窓口や児童相談所等にお問い合わせください〕

法律について関係のある図書館司書に相談してください。特殊教育（特別支援教育）や身体障害者に関係する法律について適当な情報はインターネットでも検索可能です。

1973年
Section 504 of the Rehabilitation Act of 1973（公法93-112）
　連邦政府から補助金を受けているいかなる活動やプログラムにおいて、ハンディキャップのある人への差別をなくす目的の法律です。

1975年
The Education for All Handicapped Children Act（公法94-142）
　公立学校において、必要な場合は特殊教育や関連するサービス（例：言語聴覚療法）、通常教育、そして特別に計画された職業訓練を含む、就学児と青年（21歳まで）のために適切で公的な教育を無料で提供するよう求める法律です。

1987年
公法457
　1990年から1991年に施行された、公法94-142に記載されたすべての権利と保護を拡大したハンディキャップを持つ3歳から5歳までの子ども

を対象とした法律です。

1990年
The Americans with Disabilities Act(ADA) (公法101-336)

　雇用や公共サービス、電話・FAXなど、公共施設、市民権の保護について身体障害者がサービスを受けやすいような状況を提供する目的の範囲の広い法律です。

1997年
The Individual with Disabilities in Education Act(IDEA) (公法105-117)

　身体障害をもつ3歳から21歳までの子どもの教育を提供することを目的とする法律です。市民権の保護とそのプロセスを含みます。

付録A
しゃべるために必要な主な器官の頭部断面図

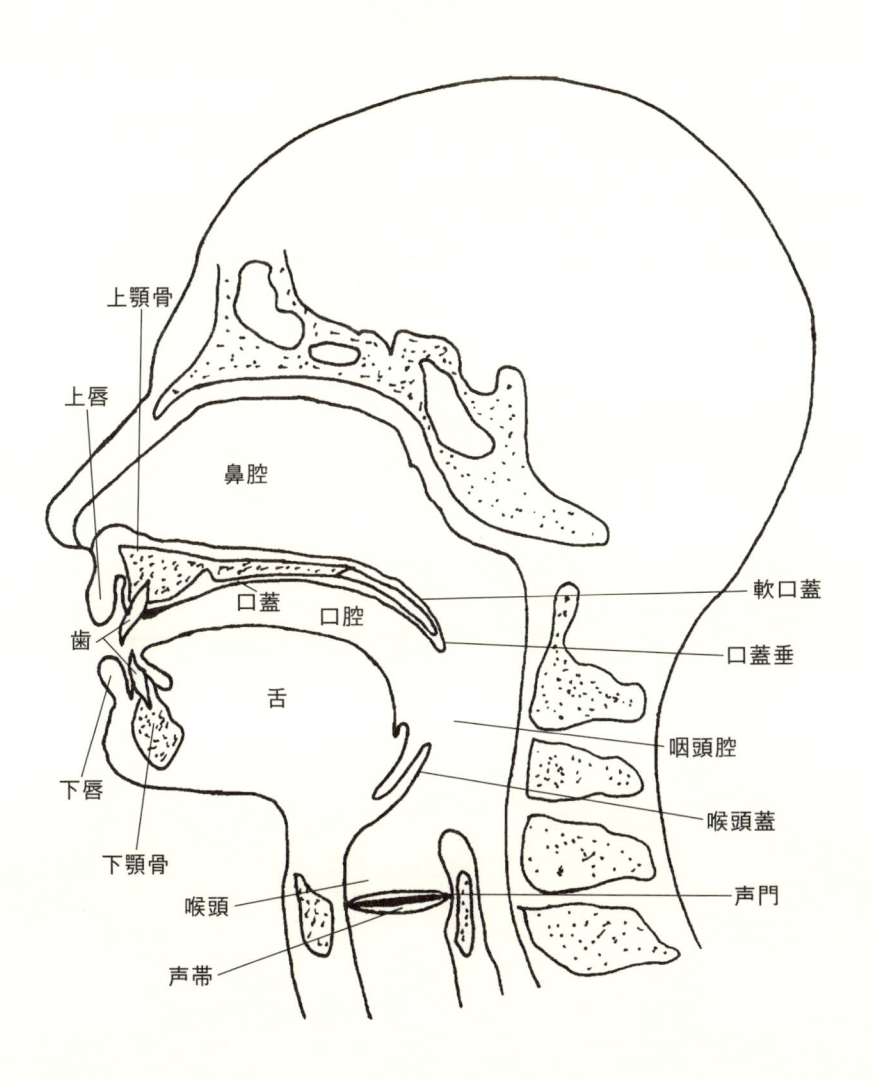

- 上顎骨
- 上唇
- 鼻腔
- 口蓋
- 口腔
- 歯
- 舌
- 下唇
- 下顎骨
- 喉頭
- 声帯
- 軟口蓋
- 口蓋垂
- 咽頭腔
- 喉頭蓋
- 声門

付録B
耳の断面図

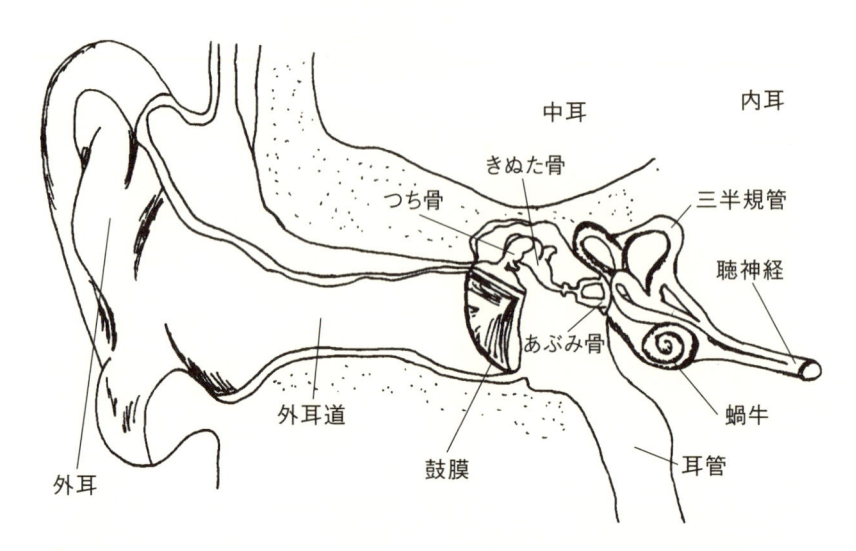

外耳は、目に見える耳の一部分と、耳の穴、そして鼓膜から成り立っています。音波は耳の穴を伝わり、鼓膜を振動させます。

中耳は、エンドウ豆くらいの大きさの不規則な形の空洞です。鼓膜の裏には3つの小さな骨（つち骨、きぬた骨、あぶみ骨）がくっついています。小さな骨のつながりが振動することで、音を機械的なエネルギーに変換します。このエネルギーは中耳の空洞を通って内耳の楕円形の窓へと伝わります。

内耳は、多くの空洞と管があるため迷路としても知られています。内耳は三半規管（体のバランスをとるために使われます）、蝸牛（脳へ信号を伝えるための聴神経の末端があります）、そして前庭（蝸牛と三半規管とをつないでいます）から成り立っています。

付録C
声帯とその病気
(気道または気管をのぞき込むように声帯を上から見たところ)

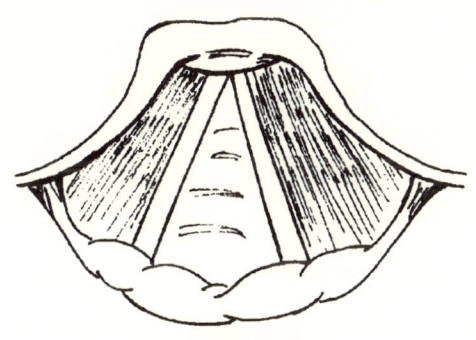

正常な声帯

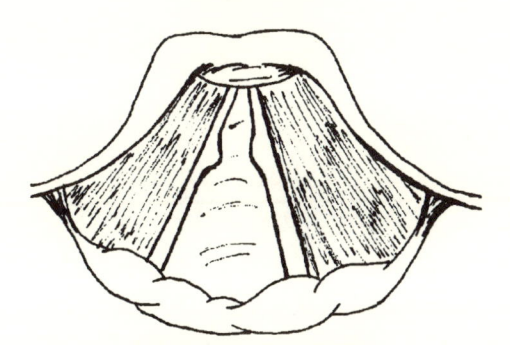

声帯結節のできた声帯

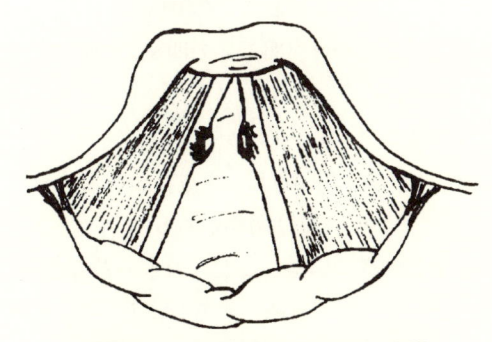

両側性の接触性潰瘍のできた声帯

用語解説

【 あ 行 】

あいまい母音(schwa vowel)：なめらかでないおしゃべり(吃音)の最中、特に繰り返しの時にみられる、弱いまたは中立的な発音の母音(例："among"の最初の母音)〔訳注：基本的には日本語にはありません〕。

息漏れしているような声(breathiness、breathy voice)：声帯を通る時に空気が抜けてしまうことによって特徴づけられる声の性質。

意味論(semantics)：ことばの中で使う語彙や意味について研究する学問。

咽頭腔(pharyngeal cavity)：口腔の後ろでのどの部分にある空間。

オージオグラム(audiogram)：聴力検査や聴力の検診の結果を描く時に用いられる図表。オージオグラムは、ある大きさのある周波数で検査された時に聞くことができる個人の聴こえのレベルの輪郭を描いたもの。

オージオロジスト(audiologist)：聞こえの問題について診断し治療をする専門職〔訳注：日本にはオージオロジストという資格の人はいません。言語聴覚士が聞こえの問題も扱います〕。

音韻論(phonology)：話しことばの音の生成についての学問。

音響(acoustic)：音の感覚や知覚に関係がある。

音素(phoneme)：個々の音で、話しことばのもっとも小さな単位。

音のゆがみ(distortion error)：目的とする音にだいたい似ている音によって特徴づけられる発音の誤り。

【 か 行 】

開咬（症）（open bite）：上の歯と舌の歯をかみ合わせた時に、かみ合わせの面にすきまができるような不正咬合。

外耳（outer ear）：外から見える耳の一部分で、外耳道と鼓膜からなる。内耳、中耳、鼓膜の項も参照のこと。

開鼻声（hypernasality）：極端な鼻がかかった声の性質。閉鼻声の項も参照のこと。

下顎骨（mandibular）：下あごのこと。上顎骨の項も参照のこと。

かすれ声（hoarseness）：ガラガラ声と息の抜けるような性質の両方の要素を含んだ声の性質のこと。

ガラガラ声（harshness）：全般的な喉頭の緊張をともなう、粗く緊張感のある声の性質。

感音難聴（sensorineural hearing loss）：一般的には神経や内耳の損傷で永続的な音の感受性の損失。伝音難聴、末梢性聴力損失の項も参照。

記憶の保持障害（retention deficit）：刺激が強くなるにつれて、聴覚的な情報処理が遅くなる状態。聴覚的な情報処理の問題、情報の容量の問題、ときどき途切れる聴覚認知、雑音の蓄積、行動に時間がかかるの項も参照のこと。

器質性の（organic）：神経学的または医学的な原因のこと。

機能的な（functional）：医学や神経学的な証拠によっては説明できないこと。

吃音（stuttering）：多くの複雑な二次症状（顔をゆがめるなど）をともなう、無意識のうちにことばを繰り返したり、引き延ばしたりすることでおしゃべりの流れを妨害してしまうこと。

臼歯（molar）：かむ時に使う、口の奥の方にある丸くて上が平らな歯〔訳注：奥歯のこと〕。前歯の項も参照のこと。

共鳴（resonance）：特に口腔と鼻腔など、解剖学的な構造の振動によって生じる声の性質。

繰り返し（repetition）：初期の吃音や正常ななめらかでないおしゃべりに

よくみられる音や音節、単語、句の繰り返しのこと。

形態論(morphology)：ことばの構造や形を研究する学問。

原因論(etiology)：与えられた状況や問題の原因。

言語学的な(linguistic)：ことばに関係のあるもの。

言語聴覚士(speech-language pathologist (SLP))：おしゃべりやことばの障害を判断したり治療したりする資格を持った専門家〔訳注：日本では「ST(speech therapistの略)」と呼ばれます〕。

構音 (articulation)：明瞭ではっきりと話をする能力。主に舌や唇、歯、のどの構造とその動きに関係する。

構音の誤り(misarticulation)：構音器官(例：舌、歯、唇)の不適切な動きによって起こるある音の誤った発音。

口蓋(palate)：口腔と鼻腔とを分ける、口の中の天井のこと。

口腔(oral cavity)：舌や歯、口蓋を含む口の中の空間。

口腔周囲検査(oral-peripheral exam)：言語聴覚士によって、音声を作り出す解剖学的な器官の構造と機能を調べるために行われる検査。

咬合異常(malocclusion)：上の歯と下の歯の不適切なかみ合わせ。かみ合わせの異常。

口唇裂・口蓋裂 (cleft lip、palate)：胎児の時(6～9週間目)に2つに分かれている唇や口蓋(上あご)が1つにならずうまく成長できなかった状態。

喉頭炎 (laryngitis)：一般的には声帯も含む喉頭部分の病気。一時的に声が出なくなることが特徴。

喉頭部の(laryngeal)：喉頭または声帯に付随していること。

行動に時間がかかる (slow rise time)：聞き手が情報の最初の部分を処理できず、最後の部分のみ聴覚的な処理を行う状態。聴覚的な情報処理の問題、情報の容量の問題、ときどき途切れる聴覚認知、雑音の蓄積、記憶の保持障害の項も参照のこと。

声の衛生 (vocal hygiene)：適切な発声方法と声とその解剖学的な構造の保護をすること。

声の休息 (vocal rest)：声を一定期間休ませること。手術の後や、声の乱

用に対して行う治療の方法の1つ。

声の乱用（vocal abuse）：器質的な病状にまで至ってしまう声の極端な誤用（例：声帯結節）。

ことば（language）：ある意味を示すシンボルとして単語や動作を使うことでコミュニケーションをする手段。

鼓膜（tympanic membrane, eardrum）：外耳と中耳を分ける膜。鼓膜のチューブの項も参照のこと。

鼓膜のチューブ（patent eustachian（PE）tubes）：一般的には中耳の感染症のために鼓膜に穴があく恐れがある場合に、耳の中に留置する小さなプラスチックのチューブ。

語用論（pragmatics）：社会的な文脈の中でコミュニケーションがどのように行われているかを研究する学問。

【 さ 行 】

雑音の蓄積（noise build-up）：たくさんの情報を受け入れすぎた場合に、聴覚的な情報処理の仕組みが壊れてしまう状態。聴覚的な情報処理の問題、情報の容量の問題、断続的な聴覚的認知、記憶の保持障害、行動に時間がかかるの項を参照のこと。

歯槽隆起（alveolar ridge）：歯の下にある骨の端。

耳鼻科医（otorhinolaryngologist；ENT）：耳、鼻、のどの専門医。

上顎骨（maxillary）：上あごのこと。下顎骨の項も参照のこと。

情報の容量の問題（information capacity deficit）：聴覚的な情報を受け取ると同時に処理することが困難な状態。聴覚情報の処理の問題、ときどき途切れる聴覚認知、雑音の蓄積、記憶の保持障害、行動に時間がかかるの項を参照のこと。

省略（音の）（omission error）：単語の中のある音を省略する構音の誤りの1つ。

触覚（tactile）：触ることに関係する知覚。

診断（diagnostic）：ある状態の性質や原因を調査するために行った、評価や一連の検査。

声帯（vocal cords）：喉頭の空間に突き出た粘膜上のひだで、声を作り出すために振動する。

声帯結節（vocal nodules）：声の乱用が原因で声帯の上に発生した腫瘍。

声門（glottis）：2つの声帯の間のすきま。

声門下圧（subglottal pressure）：音を作り出すために振動に先駆けて、声帯が真ん中に移動する時、声帯の下で作られる空気の圧力。

先天的な（congenital）：生まれた時にはすでに存在していること。

前歯（incisor）：上あご、下のあごそれぞれに4つある前に並んでいる歯のうちの1つで、食べ物を切ったり引きちぎったりする。臼歯の項も参照のこと。

促進要因（precipitating factors）：以前から存在している状態で、少なくとも行動を引き起こす要因の一部となっているもの。

阻止（ブロック）（block）：話が完全に中断してしまうこと。ことばがつかえている間に、顔やのどの筋肉にもがく様子がみられる。

粗大運動能力（gloss motor skills）：運動（例：歩くこと）をするためにより大きな筋肉群を使う能力。微細(巧緻)運動能力の項も参照。

【た 行】

大脳皮質（cerebral cortex）：主に感覚と運動の情報を処理する機能を持つ脳の一部。

多音節の（multisyllabic）：2音節以上を含むこと。単音節の項も参照のこと。

高さ(音の)（pitch）：周波数で測られる、声や音の高さや低さ。

単音節の（monosyllabic）：1つの音節を含むこと。多音節の項も参照のこと。

談話（discourse）：会話でのおしゃべり。

置換による（構音(発音)の）誤り（substitution error）：ある音を違う音に置き換えてしまう構音(発音)の誤り。

注意欠陥障害（attention deficit disorder；ADD）：課題に対して関心を向け集中し続ける能力上の問題によって影響を受けている行動。

中耳（middle ear）：外耳から内耳にかけて音を伝える役目を持つ小さな骨を含む、耳の中間の部分。鼓膜の項も参照のこと。

中耳炎（otitis media）：中耳の病気。鼓膜、鼓膜のチューブの項も参照のこと。

聴覚情報の処理（auditory processing）：音響的なメッセージに意味をくっつける能力。

聴覚的記憶（auditory memory）：聞いた情報を思い出す能力〔訳注：聞いた情報を覚えておく能力という意味で「記銘」と訳すこともあります〕。

聴覚伝導路（auditory pathway）：内耳から大脳までを結ぶ、聞こえの神経の通路。

聴覚的な情報処理の問題（auditory processing deficit）：聴覚的な情報処理が困難であること。情報の容量の問題、ときどき途切れる聴覚認知、雑音の蓄積、記憶の保持障害、行動に時間がかかるの項を参照のこと。

聴覚の（auditory）：聞こえに関すること。

聴覚弁別（auditory discrimination）：似たような単語や音、または句のなかでそれぞれを聞き分ける能力。

強さ（音の）（intensity）：デシベル（dB）で測られる音の大きさ。

デシベル(dB)（decibel）：音の大きさや強さを表す単位。

伝音難聴（conductive hearing loss）：中耳を通ってくる音を受信するための能力が低くなっている状態の難聴（耳が何かで詰まっているなどが原因で）。末梢性聴力損失、感音難聴の項も参照のこと。

ときどき途切れる聴覚認知（intermittent auditory perception）：聞こえが次第にはっきりとしたり、ぼんやりしたりする聴覚的な情報処理の問題。情報の容量の問題、雑音の蓄積、記憶の保持障害、行動に時間がかかるの項を参照のこと。

【 な 行 】

内耳（inner ear）：耳の中でもっとも奥の部分で、平衡感覚や聴覚情報を脳へ伝える働きをする。外耳、中耳、鼓膜の項も参照のこと。

なめらかでないおしゃべり（非流暢性）（dysfluency）：話をする時にたく

さんの努力をともないながら、苦労したり止まってしまったりするおしゃべりのこと。

軟口蓋（velum, soft palate）：咽頭またはのどから口腔を部分的に分ける硬口蓋の後ろにある膜状のひだ。

二次症状（secondary symptoms）：ある特別な行動に付随する症状（例：ことばがつかえている時に顔をゆがめる）。

認知（cognition）：考えることや判断などの高次の脳の機能を使って情報を意識的に知ること。

脳性麻痺（cerebral palsy）：一般的に、出産の時に脳の損傷やけがが原因で起こる神経学的な障害の総称。運動能力と運動の協調性に影響が出る。

【 は 行 】

破擦音（affricate）：破裂音と摩擦音が結びついて作られる音素または音。例えば、"ch" と "j"〔訳注：日本語の破擦音は「つ」「ざ」「ず(づ)」「ぜ」「ぞ」「ち」「ちゃ」「ちょ」「ちゅ」「じ」「じゃ」「じゅ」「じょ」〕。

発信（表出）言語（expressive language）：適切な文法、語彙、語順を使って考えや概念を口頭で表現する能力。理解（受信）言語の項も参照。

発達性吃音（developmental stuttering）：ことばの発達が急速に進んでいる時期に自分のことを表現することが困難になる子どものなかで、正常ななめらかでないおしゃべりをする時期。

発達性失行症（developmental apraxia）：重度の構音障害と同様に、一般的に明らかにされた単語を発音するために音を順番に配列していく能力に問題があること。

破裂音または閉鎖音（plosive, stop）：一時的に空気の流れを閉鎖し、次にそれを解放することで作られる音（例："k" "t" "d"）〔訳注：日本語では「か行」「が行」「た行」「だ行」「ぱ行」「ば行」〕。

反対咬合（anterior cross bite）：下の歯の並びが上の歯の並びよりも大きい、または上下の歯でかみ合わせる時に下の歯の並びが上の歯の並びに比べて外側に向かって出ているような上下の歯の関係。

半母音、音のわたり、流音(semivowel, glide, liquid)：発音する時に使われる構音の滑るような動きによって特徴づけられる音（例："w""y"）〔訳注：日本語では「や行」「わ行」〕。

鼻音(nasals)：鼻腔を開くことで作る音(例："m""n""ng")〔訳注：日本語では「ま行」「な行」「ん」など〕。

引き延ばし(prolongation)：なめらかでないおしゃべり（吃音）によくみられる、話していることばを引き延ばしてしゃべること（例：「ねこ」を「ねーこ」と言う）。

鼻腔(nasal cavity)：鼻の奥にあり、口腔の上にある空間。

微細（巧緻）運動能力(fine motor skills)：身体的な活動（例：手で何かを描く）を実行するために、より小さな筋肉を使うような能力。粗大運動能力の項を参照のこと。

文法(syntax)：文の中のことばの順序。

閉鼻声(hyponasality)：鼻を抜ける音が十分ではない声。鼻風邪をひいた時の鼻が詰まったような声と似ている。開鼻声の項も参照のこと。

ヘルツ(Hz)(hertz)：音の周波数や高さを表す単位。

【ま 行】

摩擦音(fricative)：制限された空間や通路を通って空気の流れを押し込むことによって作られる発音の集まり（例："f""v"）。**破擦音、破裂音**の項も参照のこと。

末梢性聴力損失(peripheral hearing loss)：中央の聴覚的な情報処理の経路を含まない、外耳か中耳または内耳の聴覚の感受性の障害。**伝音難聴、感音難聴**の項も参照のこと。

無声音(voiceless)："p""t""k""f"のように声帯の振動によらないで作り出される音〔訳注：日本語では、「ぱ行」「た行」「か行」「は行」などの子音部分〕。有声音の項も参照のこと。

明瞭さ(intelligibility)：人が話をする時のことばの発音のわかりやすさ。またはっきりと理解できる能力。

【や行】

有声音(voiced): "b" "g" "v" とすべての母音などのように、声帯の振動によって作り出される音〔訳注:日本語では「あ行」「ば行」「が行」「ざ行」など〕。無声音の項も参照のこと。

【ら行】

理解(受信)言語(receptive language):ことばを理解するための能力。表出(発信)言語の項も参照のこと。

文　献

Brookshire RH : Differences in responding to auditory materials among aphasic patients. Acta Symbolica 5 : 1-18, 1974.

Dale P : Language Development Structure and Function. New York : Holt, Rinehart, and Winston, 1976.

Furuno Setsu : HELP Activity Guide. Palo Alto, Calif. : VORT Corporation, 1979.

Grievink E, et al : The effect of early bilateral otitis media with effusion of language ability : a prospective cohort study. Journal of Speech and Hearing Research 36 : 1004-1011, 1993.

Hakanson A, Wedow J : Suggestions for reducing dysfluent behaviors in the classroom. University of Northern Colorado, 1986.

Jacobs C, Peterson C : A developmental scale of syntactic structures. Northwestern University, 1967.

Martin F : Introduction to Audiology. Englewood Cliffs, N.J. : Prentice-Hall, Inc., 1975.

Newman PW, Creaghead NA, Secord W : Assessment and Remediation of Articulatory and Phonological Disorders. Columbus, Ohio : Charles E. Merrill Publishing Company, 1985.

Prater RJ, Swift RW : Manual of Voice Therapy. Boston : Little, Brown, and Company, 1984.

Sander EK : When are speech sounds learned ? Journal of Speech and Hearing Disorders 37 : 62.

Shriberg L, Smith A : Phonological correlates of middle ear involvement in speech delayed children : a methodical note, Journal of Speech and

Hearing Research 26 : 293-297, 1983.
Strichart S, Mangrum C : Teaching Study Strategies to Students with Learning Disabilities. Needham Heights, Mass. : Allyn and Bacon, 1993.
Tonelson S, Watkins S : SKI-HI Language Development Scale. Logan, Utah : SKI-HI Institute, Utah State University, 1979.
Van Riper C : The Nature of Stuttering. Englewood Cliffs, N.J. : Prentice-Hall, Inc., 1971.
Van Riper C : Speech Correction : An Introduction to Speech Pathology and Audiology. Englewood Cliffs, N.J. : Prentice-Hall, Inc., 1984.
Wilson K : Voice Problems in Children. Baltimore : Williams and Williams, 1987.
Zwitman DH : The Dysfluent Child. A Management Program. Baltimore : University Park Press, 1978.

訳注文献

東江浩美：基礎知識(2)，構音の発達(日本言語療法士協会・編，言語聴覚療法 臨床マニュアル)．協同医書出版社，1992, p.298.
遠城寺宗徳：遠城寺式乳幼児分析的発達検査，検査用紙．慶應義塾大学出版会，1978.
御領　謙，菊池　正，江草浩幸：認知心理学への招待7．サイエンス社，1994, p.62.
中西靖子：構音検査とその結果に関する考察．東京学芸大学教育研究報告 1 : 1-16, 1972.
秦野悦子：ことばの発達入門，ことばの発達と障害1．大修館書店，2001, p.31, 67, 111, 145.
Bernthal JE (船山美奈子，岡崎恵子・監訳)：構音と音韻の障害．協同医書出版社，2001.
Blanche EL, et al (高橋智宏・監訳)：神経発達学的治療と感覚統合理論．協同医書出版社，2001.

索 引

【欧文】

ASHA →アメリカ言語聴覚士協会の項を参照
SKI-HIことばの発達尺度(SKI-HI language development scale) 93
U.S.Department of Education 134

【あ】

あいまい母音(schwa) 3
アデノイド(adenoids) 121
アメリカ言語聴覚士協会(American Speech-Language and Hearing Association(ASHA)) 32, 93, 133-136
アメリカ連邦法(federal laws) 134
アルコール(alcohol) 123
アレルギー(allergies) 118, 124 →上気道の病気の項も参照

【い】

一緒にしゃべること(choral speaking) 10
遺伝的な影響(genetic influences) →先天性の要因の項を参照
イミテーション(imitation) →真似の項を参照
意味論(semantics) 67
色(colors) 97, 110
インターネット(internet) 134

【う】

うがい薬(gargles, mouthwashes) 126

歌(songs) 83, 95, 105, 109 →音楽の項も参照
歌をうたうこと(singing)
　声の乱用と—(and voice abuse) 124, 128
　なめらかでない話し方における—(in stuttering) 10
運動(構音としての)(motor act, articulation as) 21, 22

【え】

エクスパンション(expansion) →表現を豊かにするの項を参照
絵と実物(pictures versus objects) 70-71

【お】

横隔膜(diaphragm) 115
オージオグラム(audiograms) 40, 42
オージオロジスト(audiologists) →言語聴覚士の項を参照
大きさ(声の)(loudness levels) 117, 119, 120, 125
大きさの概念(size concepts) 99
大声を出す(shouting) →叫ぶことの項を参照のこと
置き換え(音の)(substitutions of sounds) 22, 34
「お子さんはどのように聴いたり話したりしていますか？」("How Does Your Child Hear and Talk?") 93
おしゃべりのなめらかさの問題(fluency issues) →なめらかでない話し方の項を参照
音のゆがみ(distortions of sounds) 22
音の本(構音のための)(sound books for articulation) 23

音への気づき（sound awareness） 30, 35
思い出す（reviewing） 60-61
オモチャを選ぶ（toy selection） 72
親はどうすればよいのか（parent strategy）
　　構音の治療で―（in articulation treatment） 31-32
　　ことばの能力を伸ばすために―（for teaching language skills） 83-87
　　聴覚情報の処理の問題で―（in auditory processing problems） 45-47
　　なめらかでない話し方に対して―（for stuttering） 4-7
音韻の仕組み（phonological system） 32
音楽（music） 95 →歌の項も参照
音調（tone） 116
音読（聞こえの能力のための）（reading aloud for listening skills） 62, 69

【か】

開鼻声（hypernasality） 179
潰瘍（ulcers） 127
会話能力（conversational ability）
　→談話と話しことばの項を参照
顔をゆがめる（なめらかでない話し方において）（facial grimacing in stuttering） 3
下顎の歯（mandibular teeth） 38
書きことば（written language） 55, 81
加湿器（humidifiers） 122
数の概念（number concepts） 99, 109, 112, 113
かすれ声（hoarseness of voice） 119, 120, 125, 127

風邪（colds）→上気道の病気の項を参照
家族となめらかでない話し方（families and stuttering） 7
課題達成困難（聴覚的な情報処理の問題で）（poor task completion in auditory processing disorders） 52
形（shapes） 101
学校（schools）
　　聴覚の情報処理の問題と―（and auditory processing disorders） 51-53
　　なめらかでない話し方と―（and stuttering） 16-19
　　→公立学校，教師の項も参照
活動しながら話す（parallel talk） 72
カテゴリー，識別すること（categories, identifying） 97, 101, 112
カフェイン（caffeine） 123, 126
かみ合わせ（bite pattern, occlusion） 38
カラーと白黒（color versus black and white） 74
からかう（なめらかでない話し方を）（teasing in stuttering） 11, 18
ガラガラ声（harshness of voice） 119, 167
体の一部分（body parts） 96
感音難聴（sensorineural hearing loss）
　→難聴の項を参照
感染症（耳の）（infections, ear） 36-38, 87-89
環境効果（なめらかでない話し方における）（environmental effects in stuttering） 7-10
冠詞（articles） 67, 109

【き】

記憶(memory) 58-61, 79
記憶力の問題(retention deficit) 48, 49
記憶を助ける道具(mnemonic devices) 60
きこえと聴覚情報の処理(listening and auditory processing) →聴覚情報の処理の項を参照
器質的な声の障害(organic voice disorders) 118-119
器質的な問題(構音における)(organic problems in articulation) 33
気息性の声(breathiness of voice) 119, 120, 127
吃音(stuttering) →なめらかでないしゃべり方の項を参照
喫煙(cigarette smoking) 126 →タバコ製品の項も参照
機能的な声の障害(functional voice disorders) 118-119
機能的な問題(構音の)(functional problems in articulation) 33
逆発声(reverse phonation) 124
強化(なめらかでない話し方の)(reinforcement in stuttering) 5, 8
教師(teachers)
　聴覚的な情報処理の問題と―(and auditory processing disorders) 52
　なめらかでない話し方と―(and stuttering) 13, 16-19
　→公立学校，学校の項も参照
教室(classroom) →公立学校，学校，教師の項を参照
教室でなめらかでないおしゃべりを減らすための提案(ハカンソンとウェドウ)("Suggestions for Reducing Dysfluent Behaviors in the Classroom"(A, Hakansonan and J.Wedow)) 16
きょうだい(siblings)
　ことばの発達と―(and language development) 91-92
　なめらかでない話し方と―(and stuttering) 7, 10-11
共鳴(声の)(resonance of voice) 120, 121
議論するためのグループ(debate teams) 85
緊張(なめらかでない話し方における)(tension in stuttering) 3

【く】

クーイング(cooing) 104
空気圧(air pressure) 117
口(mouth) 29
口呼吸(mouth breathing) 126
口の周辺の検査(oral-peripheral examinations) 38
くちびる(lips) 21, 29, 32, 33
繰り返し(なめらかでない話し方の)(repetitions in stuttering) 3

【け】

形態論(morphology) 67
形容詞(adjectives) 98, 108
けいれん(epilepsy) 50
劇(theatre) 85
結節(nodules) →声帯結節の項を参照
煙(smoke) 126
健康(体の)(physical fitness and stuttering) 9
言語聴覚士(speech-language

pathologists(SLP)) 37, 57, 133-136
　構音(発音)の問題と―(and articulation problems) 3, 30-32
　声の問題と―(and voice problems) 116, 119, 128
　ことばの問題と―(and language problems) 89
　中耳炎と―(and otitis media) 38
　聴覚の情報処理の問題と―(and auditory processing disorders) 44, 51, 55, 58
　なめらかでない話し方と―(and stuttering) 4, 13, 19
　難聴と―(and hearing loss) 41
言語聴覚療法(speech-language therapy) 29, 133-136　→言語聴覚士の項も参照

【こ】

語彙(vocabulary) 67, 68, 78
　発達(―の)(development of) 69, 85-86, 93, 103
硬貨，識別すること(coins, identifying) 102
構音(articulation) 21-42
　お話の時間と―(story time for) 23
　感音難聴と―(and sensorineural hearing loss) 38, 40
　器質的な問題と―(organic problems in) 33
　機能的な問題と―(functional problems of) 33
　言語治療と―(speech therapy for) 29
　言語聴覚士と―(and speech-language pathologists, and audiologists) 30-32, 38
　混乱している音と―(confusing sounds in) 34-35
　最初にしゃべる音と―(first sounds of) 32-33, 74
　子音の生成と―(consonant production in) 26-29
　身体的な要因と―(physical factors in) 29, 33
　先天的な要因と―(congenital factors in) 29
　歯科と―(and dentition) 38
　正しく発音の手本をみせるために―(modeling correct production for) 22
　治療への親の参加と―(parental involvement in treatment of) 31-32
　伝統的な治療と―(traditional treatment for) 31
　定義(―の)(definition of) 21-22
　発音のための絵本と―(sound books for) 23
　発達時期と―(developmental periods in) 33
　耳の感染症と―(and ear infections) 36-38
　問題の原因(―の)(etiology of problems) 33
口蓋(palate) 33
口腔(oral cavity) 29, 120
口唇音(bilabial sounds) 32, 104
口唇裂，口蓋裂(cleft lip or palate) 29, 33, 121
抗生物質(antibiotics) 37
喉頭炎(laryngitis) 122, 125, 128

→上気道の病気の項も参照
喉頭の位置(laryngeal level) 32
喉頭部分の緊張(laryngeal area tension) 119
喉頭への刺激物(laryngeal irritants) 123
行動に時間がかかる(slow rise time) 49-50
口頭リハーサル(verbal rehearsal) 61
行動をともにする(sharing behaviors) 99
呼吸の仕組み(respiratory system) 115, 116
抗ヒスタミン剤(antihistamines) 122, 124
「構文構造の発達尺度(A Developmental Scale of Syntactic Structures)」ジェイコブス, ピーターソン(Jacobs and Peterson) 93
公立学校(public schools) 133 →学校, 教師の項も参照
声(voice) 115-131
　衛生(―の)(vocal hygiene for) 117, 121, 122-123, 128
　大きさのレベル(―の)(loudness levels of) 116, 117, 119, 120, 125
　音調(―の)(tone of) 116
　器質的な障害(―の)(organic disorders in) 118-119
　機能的障害(―における)(functional disorders in) 118-119
　共鳴(―の)(resonance of) 120, 121
　言語聴覚士と―(and speech-language pathologists) 116, 119, 120, 121, 128
　喉頭への刺激物(laryngeal irritants to) 123
　呼吸の仕組みと―(and respiratory system) 115, 116
　質(―の)(quality of) 119, 120
　手術(―の)(surgery for) 128
　声帯(vocal cords in) 32, 115, 117
　高さ(―の)(pitch of) 117, 119-120, 121, 123, 124, 126, 129
　定義(―の)(definition of) 115-116
　出ない状態(―が)(loss of) 118
　発声(phonation of) 116
　病因論(―における障害の)(etiology of disorders in) 118-119
　→声の乱用, 声の誤用, 声の休息の項も参照
声の衛生(vocal hygiene) 117, 121, 122-123, 128
声の休息(vocal rest) 126, 128-131
声の誤用(vocal misuse) 120, 125
声の質(quality of voice) 119, 120
声の問題に対する手術(surgery for voice problems) 128
声の乱用(vocal abuse) 123-125, 128
声を出して遊ぶこと(vocal play) 33
ことば(language) 65-114
　書き―(written) 55, 81
　言語聴覚士と―(and speech-language pathologists) 89, 90
　鼓膜のチューブと―(and patent eustachian (PE) tubes) 87
　処理(―の)(process of) 67-68
　新生児のための活動(activities for newborns) 81-83

談話（会話）の能力と―（discourse skills of） 54, 84-85
聴覚の情報処理の問題と―（and auditory processing disorders） 54-55
定義（―の）（definition of） 65
認知能力（―のために必要な）（cognitive prerequisites for） 65-66
能力を伸ばすための方法（―の）（techniques for facilitation of） 72-73, 85
伸ばすための親の戦略（―を）（parent strategies for teaching） 83-87
発達（―の）（development of） 37, 65-68
発達のための本（―の）（books for development of） 71, 74-79
話し―（oral） 54, 55
　表現（発信）面の―（expressive） 2, 54, 55, 68, 103-114
　理解（受信）面の―（receptive） 54, 65, 66, 93-102
　→語彙の項も参照
ことばの意味（word meaning） 67
ことばの音（発達の過程における）（speech sounds, developmental sequences for） 24-25
ことばのゲーム（word games） 39
ことばの順序（word order） 67-68
ことばの発達ガイドA（理解（受信））（Language Development Guide A (receptive)） 93-102
ことばの発達ガイドB（表現（発信））（Language Development Guide B (expressive)） 103-114
「子どもがはじめて出会う本」（"first books"） 76-78
鼓膜（eardrums, tympanic membranes） 36
鼓膜切開術（Myringotomy） 36
鼓膜のチューブ（PE (patent eustacian) tubes） 36-38
コミュニケーション（communication）→聴覚を使わないコミュニケーション，非言語的なコミュニケーションとなめらかでないしゃべり方の項を参照
語用論的な問題（pragmatics disorder） 57, 67

【さ】

罪悪感（なめらかでない話し方の）（guilt in stuttering） 13
最初にしゃべる音（first sounds） 32-33
叫ぶこと（screaming） 118, 124, 126
雑音の蓄積（noise build-up） 48, 49
砂糖（sugar） 9
騒ぐこと（yelling） →叫ぶことの項を参照

【し】

詩（poetry） 83
子音―母音の組み合わせ（CV combinations） 30, 32, 69
子音の生成（consonant production） 26-29
ジェスチャー（gesturing） 73, 95, 105
歯科（dentition） →歯の項を参照
視覚的入力（visual input） 30, 35, 69, 72, 82
耳管（エウスタキオ管）（eustacian tubes） 36-38
耳管開放症用のチューブ（patent

eustacian tubes）　→鼓膜のチューブの項を参照
時間の概念(time concepts)　101, 110
時間のプレッシャー(なめらかでない話し方の)（time pressures in stuttering）　6, 17
自己概念となめらかでない話し方（self-concept and stuttering）　8, 12
自己監視(self-monitoring)　39, 120
歯槽隆起(alveolar ridge)　32, 33
自分について話す(self-talk)　72, 112
舌(tongue)　21, 29, 32, 33
失語症(aphasics)　47
質問(ことばの発達の鍵として)（questions (as key to language development)）　113
シートベルト(seat belts)　123
耳鼻科医(otorhinolaryngologists, またはear, nose, and throat specialists (ENTs))　36, 37, 119, 120, 127, 128
ジャーゴン様発話(jargon speech)　106
写真(photographs)　74, 76-77
邪魔すること(なめらかでない話し方について)（interrupting in stuttering）　5, 7, 17
州の教育庁(state departments of education)　134
州の言語聴覚士の団体(state speech and hearing associations)　133
上顎の歯(maxillary teeth)　38
上気道の病気(upper respiratory diseases)　118, 122, 123, 124
上手に話す能力(storytelling skills)　81
情緒の発達となめらかでない話し方（emotional development and stuttering）　12-13
情報の容量の問題(information capacity deficit)　48, 49
省略(構音の)（omissions of sounds）　22
触覚による入力(tactile input)　30, 35, 69, 72, 82
神経支配(neurological innervation)　29, 33
滲出性中耳炎(OME (otitis media effusion, or secretory otitis media))　88　→中耳炎の項も参照
新生児(ことばの活動のために)（newborns, language activities for）　81-83
身体的な要因(構音の)（physical factors in articulation）　29, 33
振動している声の空洞(vibrating chambers of voice)　120

【せ】

性(gender)
　ことばの発達と―(and language development)　91
　なめらかでない話し方と―(and stuttering)　13
正常ななめらかでないおしゃべり（normal dysfluency）　1
精神的な外傷を負うできごととなめらかでない話し方(traumatic events and stuttering)　9
声帯(vocal cords)　32, 115, 117
声帯結節(vocal nodules)　117, 127-128
声門(glottis)　32
声門音(glottal sounds)　32
声門下圧(subglottal pressure)　117
咳(coughing)　123, 126, 129

舌尖歯茎音（lingua-alveolar sounds） 32
舌尖歯茎音（lingua-alveolar sounds） 32
接触性の潰瘍（contact ulcers） 127
セルフトーク（self-talk） →自分について話すの項を参照
前歯（frontal incisors） 38
先天的要因（congenital factors）
　　構音の―（in articulation） 29
　　なめらかでない話し方の―（in stuttering） 15-16
前置詞（prepositions） 67, 99, 111

【そ】

想像する（visualizing） 59
早期対応（介入）プログラム（early intervention programs） 82
俗語（slang） 85
阻止（なめらかでない話し方の）（block in stuttering） 3

【た】

大脳皮質（cerebral cortex） 44-45
大脳皮質レベル（cortical level） 45
代名詞（pronouns） 98, 109
高さ（声の）（pitch of voice） 117, 119- 120, 121, 123, 124, 125, 126, 129
タバコ製品（tobacco products） 123, 126
単音節語（monosyllabic words） 74, 77
短期記憶（short-term memory） 58
単語のつづり（spelling words） 81, 86
短縮形（文法の）（contractions （grammatical category）） 112
談話と話しことば（discourse and oral language） 54, 84-85, 89-91

【ち】

チャンク化（chunking） 59-60
注意欠陥障害（attention deficit disorder（ADD）） 50
注意の範囲（attention span） 52, 76, 78, 96
中耳炎（middle ear infections, otitis media） 36-38, 87-89
中枢性の聴覚の情報処理の問題（central auditory processing deficit） 43 →聴覚の情報処理の項も参照
聴覚の情報処理（auditory processing） 43-63, 86-87
　　親の取るべき方法と―（parental strategy in） 45-47
　　聞こえと―（and hearing） 43-47
　　教室での態度と―（and classroom behaviours） 51-53
　　言語聴覚士と―（and speech-language pathologists, audiologists） 44, 51, 55, 57, 58
　　ことばと―（and language） 54-55, 71
　　語用的な問題と―（pragmatics disorder in） 57
　　成長と―（and maturation） 55-56
　　注意欠陥障害と―（and attention deficit disorder（ADD）） 50-51
　　代償的な方法と―（compensatory strategies in） 55-56
　　定義（―の）（definition of） 43
　　能力を伸ばすことと―（developing skills in） 61-63
　　不適切な反応と―（inappropriate responses in） 52, 56-58

問題（障害）と—（deficits in） 47-50
　→聴覚入力の項も参照
聴覚的な情報処理の問題における注意の散漫さ（distractibility in auditory processing disorders） 52
聴神経（auditory nerve） 44-45
聴覚入力（auditory input） 30, 35, 69, 72, 82
長期記憶（long-term memory） 58
聴覚を使わないコミュニケーション（nonauditory communication） 46
チョコレート（chocolate） 123, 126

【つ】

作り話（make-believe） 112
強さ（声の）（intensity） →（声の）大きさのレベルの項を参照

【て】

手触りを表すことば（texture words） 102
デシベル（decibels(dB)） 40, 42
テレビ（television） 61, 98
伝音難聴（conductive hearing loss）
　→難聴の項を参照
電話でのなめらかでない話し方（telephones and stuttering） 3

【と】

同意語（synonyms） 81, 86
統語（syntax） 67-68, 87
動作語（action words） 108
動詞の活用形（verb forms） 98, 110
動詞の時制（verb tenses） 67
童謡（子守歌）（nursery rhymes） 10, 83, 109, 112
ときどき途切れる聴覚認知（intermittent auditory perception） 48, 50

【な】

「何が」「だれが」「どこ」「いつ」などの質問（"Wh" questions） 100, 111
名前（names） 70, 94
なめらかでないしゃべり方（stuttering） 1-19
　あいまい母音（schwa in） 3
　遺伝的な影響（—の）（genetic influences in） 15
　うまくしゃべれた経験（successful speaking experiences in） 10, 17
　親はどうすればよいのか（parent strategy for） 4-7
　顔をゆがめる（—で）（facial grimacing in） 3
　からかうこと（teasing in） 18
　体の健康と（and physical fitness） 9
　環境の効果（—における）（environmental effects in） 7-10
　強化すること（—を）（reinforcement in） 5, 8
　教師と—（and teachers） 13, 16-19
　きょうだいと—（and siblings） 7, 10-11
　繰り返し（音の）（repetitions in） 3
　言語聴覚士と—（speech-language pathologist for） 4, 13, 19
　罪悪感と羞恥心（—の）（guilt and shame in） 13
　時間のプレッシャー（time

pressures in) 6, 17
自己概念と(and self-concept) 8, 12
邪魔をすること(interrupting in) 5, 7, 17
症状(―の)(symptoms of) 3
情緒の発達と(and emotional development) 12-13
中断(blocks in) 3
精神的な外傷を負うできごとと(and traumatic events) 9, 11
性と―(and gender) 13
正常ななめらかでないおしゃべりと―(and normal dysfluency) 1
定義(―の)(definition of) 1
突然のはじまり(―の)(sudden onset of) 4
罰すること(―を)(punishment for) 5, 8
発達性―(developmental) 1, 3
表出(発信)のことばの発達と―(and expressive language growth) 2
話をしなければならない場面と―(and speaking situations) 3
引き延ばし(―の音の)(prolongations in) 2
非現実的な期待と―(unrealistic expectations in) 10
病因論(―の)(etiology of) 14-15
目が合うこと(eye contact in) 3, 6, 17
欲求不満(―による)(frustration in) 10, 17
理論(―の)(theories about) 14
喃語(babbling) 104

難聴(hearing loss)
　感音―(sensorineural) 40, 43
　ことばの発達と―(and language development) 68
　声の強さと―(and voice intensity) 120-121
　聴覚情報の処理と―(and auditory processing) 43-47, 57
　伝音―(conductive) 37, 43

【に】

2音節語(bisyllabic sounds) 77
ニコッとする(smiling) 104
乳製品(milk products) 123, 126

【の】

脳(brain) 44-45
脳外傷(brain injury) 47
脳性麻痺(cerebral palsy) 29, 68
のど(throat) 21
のどをきれいにする(throat clearing) 123, 126
のどの緊張(throat tension) 119

【は】

歯(teeth) 21, 32, 33, 38
肺(lungs) 115
ハカンソン，AとJ.ウェドウ「教室でなめらかでないおしゃべりを減らすための提案(Hakanson, A. and J.Wedow, "Suggestions for Reducing Dysfluent Behaviors in the Classroom")」 16
破擦音(affricates) 27
場所の誤り(置換)(placement error) 35
恥ずかしさ(なめらかでない話し方の)

（shame in stuttering） 13
罰(なめらかでない話し方に対する)
　（punishment for stuttering） 5, 8
発信(表出)言語(expressive
　language) 54, 55, 65, 74
　　ことばの発達ガイドB(language
　　　development guide B)
　　　103-114
　　なめらかでない話し方と―(and
　　　stuttering) 2
発声(phonation) 116, 124
発達ガイド(developmental guides)
　103-114
　　ことばの―(for language) 65-68
　　構音(発音)の―(for speech
　　　sounds) 24-25
　　表現(発信)言語の―(for
　　　expressive language) 103-
　　　114
　　理解(受信)言語の―(for
　　　receptive language) 93-102
発達性吃音(developmental
　stuttering) 1
発達性発語失行(developmental
　apraxia) 31
発表(public speaking) 85
話しことば(oral language) 54, 55, 79
話をしなければならない状況となめら
　かでない話し方(speaking situation
　and stuttering) 17
話を引き出す(prompting) 73
鼻の中隔膜のずれ(deviated septum)
　121
パラレルトーク(parallel talk) →活
　動しながら話すの項を参照
破裂音(plosives) 26
反意語(word opposites) 81, 86, 111
反対咬合(anterior crossbite) 38

半母音(semivowels) 28-29

【ひ】

鼻音(nasals) 27-28
鼻音性(nasality) 120, 121
引き延ばし(音の)（prolongations) 2
鼻腔(nasal cavity) 120
非言語的なコミュニケーションとなめ
　らかでない話し方(nonverbal
　communication and stuttering) 6
ひそひそ話(whispering) 116, 124,
　126
鼻閉塞(nasal obstructions) 121
病因論(etiology)
　　構音障害の―(of articulation
　　　problems) 33
　　声の障害の―(of voice disorders)
　　　118-119
　　なめらかでない話し方の―(of
　　　stuttering) 14-15
表現を豊かにする(expansion) 72-73

【ふ】

副詞(adverbs) 111
複数形(plurals) 67, 110, 113
副鼻腔の問題(sinus problems) 126
不正咬合(malocclusions) 38
不適切な反応(inappropriate
　responses)
　　聴覚的な情報処理の問題のなかで
　　　の―(in auditory processing
　　　disorders) 52, 56
　　談話のなかでの―(in discourse
　　　problems) 89-91
フラッシュカード(flash cards) 31
ふり遊び(pretend) 112
プロンプティング(prompting) →話
　を引き出すの項を参照

文(sentences)　67-68, 93, 99, 110, 113
文法(grammar)　87, 89, 93

【へ】

閉鎖音(stops)　26
閉鼻声(hyponasality)　120, 121
ヘルツ(hertz(Hz))　40, 42

【ほ】

保育園(day-care centers)　39
母音—子音の組み合わせ(VC combinations)　30, 32
ほこり(dust)　123
発作(seizures)　50
ポリープ(polyps)　117, 121, 127
本(books)　97
　　聞こえの能力のための—(for listening skills)　62, 78
　　ことばの発達のための—(for language development)　2-4, 71, 74-81

【ま】

摩擦音(fricatives)　26-27
末梢レベル(難聴の)(peripheral level)　45
真似(imitation)　72
間を入れる("spacing out")　50

【み】

水(water)　123, 126
耳の感染症(ear infections)　36-38, 87-89

【む】

無声音(voiceless sounds)　34

【め】

名詞(nouns)　70, 74, 108
目上の人とのなめらかでない話し方(authority figures and stuttering)　3
目で見てわかりやすい発音(visible speech sounds)　74, 77
目を合わせること(なめらかでない話し方において)(eye contact in stuttering)　3, 6, 17

【も】

モデリング(手本)(modeling)
　　聞こえの能力のための(for listening skills)　61-63
　　声のための(for voice)　118
　　ことばの発達のための(for language growth)　71, 113
　　正しい発音のための(for correct articulation)　22
　　仲間の(of peers)　39
物 対 絵(objects versus pictures)　70-71
問題を解決する(problem solving)　84, 101

【や】

役割モデル(role models)　→モデリングの項を参照

【ゆ】

有声音(voiced sounds)　34
有害物質(pollutants)　126
指遊び(finger plays)　109

【よ】

欲求不満(なめらかでない話し方の)

（frustration in stuttering） 10, 17
読み聞かせの時間（story time） 23, 79-80
弱められた母音（weakened vowels） 3

【ら】

乱暴な口をきく（swearing） 85

【り】

理解（comprehension） 79
理解（受信）言語（receptive language） 54, 66, 69, 74

ことばの発達ガイドA（Language Development Guide A） 93-102
理論（なめらかでない話し方の）（theories about stuttering） 14-15
流音（liquids） 28-29
臨床能力の認定（certificate of clinical competence（CCC）） 32

【わ】

わたり音（glides） 28-29
笑うこと（laughing） 104

訳 者

長谷川 靖英(言語聴覚士)
(はせがわ やすひで)

略歴　1994年　国立身体障害者リハビリテーションセンター 学院 聴能言語専門職員養成課程修了
　　　現　在　群馬県医師会 沢渡温泉病院 勤務
　　　　　　　University of London, the London School of Hygiene and Tropical Medicine 在学中

Q&A きこえとことばの相談室
―50の質問とアドバイス―

2005年6月1日　初版 第1刷発行

著　者　キャサリン L. マーティン
訳　者　長谷川靖英
発行者　木下　攝
発行所　株式会社**協同医書出版社**
　　　　東京都文京区本郷3-21-10　〒113-0033
　　　　電話(03)3818-2361　ファックス(03)3818-2368
　　　　郵便振替 00160-1-148631
　　　　Ｕ Ｒ Ｌ　http://www.kyodo-isho.co.jp/
印　刷　横山印刷株式会社
製　本　有限会社永瀬製本所

ISBN4-7639-3040-0　　定価はカバーに表示してあります

JCLS 〈(株)日本著作出版権管理システム委託出版物〉
本書の無断複写は著作権法上での例外を除き禁じられています。複写される場合は,そのつど事前に(株)日本著作出版権管理システム(電話 03-3817-5670, FAX 03-3815-8199)の許諾を得てください。